Lo que comentan otras personas sobre el programa Es fácil dejar de fumar... ¡si sabes cómo!

Dejé de fumar con Geoffrey hace cinco años y luego dejé el alcohol hace dos. No puedo empezar a explicar lo maravilloso que ha sido toda la experiencia. Me siento libre y completa sin tener que envenenarme a mí misma... Tengo las riendas de mi vida otra vez. Gracias. **Cristina – San Sebastián.**

Soy una persona de naturaleza escéptica y no podía ver cómo podría dejar de fumar solo por leer un libro. Leí el libro de Geoffrey (de manera que mi amigo que lo había dejado con él me dejara en paz) y lo hizo tan fácil. Huelo tanto mejor y mi mujer está encantada porque he dejado de roncar. Cualquier persona que no deja de fumar siguiendo sus argumentos tiene que estar loco. **David – Madrid.**

Nunca pensé que sería capaz de dejarlo. He pasado de cuarenta al día a cero sin el más mínimo problema. Me siento fenomenal. Incluso he empezado a correr. ¡Fantástico! Gracias. **Philip - Barcelona.**

Hace ya más de año y medio que deje de fumar gracias a una charla que fui en Madrid. La verdad al principio pensaba que seria muy difícil, lo había intentando muchas veces y me era imposible, no conseguía aguantar más de un día sin poder dejar de fumar, hasta que un amigo me hablo de las charlas y decidí ir y probar. Tengo que reconocer que fue lo mejor que pude hacer ya que salí directamente sin fumar y los días siguientes pasaban sin necesidad de volver a echarme un cigarro a la boca y lo mejor de todo no había mono era tan imperceptible como el pellizco de un niño pequeño. Yo se lo aconsejo a todo el mundo. Si quieres dejar de fumar y ves que no puedes, inténtalo, merece la pena. **Miguel.**

Hola. Es más que probable que no me recuerdes, pero casi me "contratas" el 16 de Abril, como colaborador tuyo en Vitoria. Ese día no se me olvidará en la vida, fue el día que volví a la vida, a quitarme de mi cabeza pensamientos raros que me estaban atormentando y miedos también, por supuesto. Fumaba casi 2 paquetes, anteriormente había dejado de fumar con vosotros, con el mismo método, pero caí en la tentación y empecé a fumar de nuevo. Ahora me veía incapaz, sin fuerzas para dejarlo, aunque deseaba dejarlo, por mis hijos... Porque deseo verlos crecer, deseo que tengan un padre sano y que no sufran el terrible dolor que supone ver morir a alguien por culpa de esa mierda.
Ahora que lo he conseguido, soy muy feliz, mi cuerpo ha experimentado cambios realmente sorprendentes... No me canso como antes, no tengo esa tos asquerosa, respiro perfectamente, subo escaleras y cuestas con mucha facilidad, mi aliento no huele a tabaco, mi ropa tampoco, mi piel tampoco, mi pelo tampoco, y sobre todo, he recuperado una actividad física que creía perdida para

siempre, además mis hijos cuando les beso o los abrazo, porque soy muy besucón, no me han vuelto a decir "PUAGGG, QUE MAL HUELES AITA", eso para mi es maravilloso. Desgraciadamente he visto a personas de mi familia y amigos, morir por culpa de esta mierda…No quiero que eso me pase a mi, con esto he dado el primer paso para que ello no ocurra. Espero que sea así. Te estaré eternamente agradecido Rhea, muchas gracias por darme otra vida. Sinceramente agradecido: **Kike**

Hola estoy muy contento pues hace tres meses que hice el curso para dejar de fumar y lo he conseguido gracias a vosotros, ahora no vivo encadenado a ese vicio tan absurdo que me tubo enganchado durante media vida, tengo 44 años y empecé a fumar con 13 más o menos, he llegado a fumar dos cajetillas diarias, por lo tanto yo también era de esos que decían yo no puedo pero si pude y ahora me considero un no fumador y muy contento. Al que de verdad quiera dejar de fumar os recomiendo el curso pues si a mi me a funcionado seguro que a vosotros también, un saludo a todos y ánimo. **Raúl.**

Hola… soy Almudena de Bilbao. Sólo una palabra: GRACIAS.

Soy Carlos. Superado ya el mono de la nicotina, cada vez me encuentro mejor. De vez en cuando me acuerdo, pero es solo un segundo. Miro mi reloj nuevo y se va. Saludos.

Hola Rhea, buenas tardes. Empecé a fumar a los 15 años y actualmente tengo 64, había intentado en múltiples ocasiones dejar de fumar, pero sin éxito. Me apunte a vuestro cursillo, hace ya cuatro meses y de momento y esta vez estoy convencido que me he convertido en un ex-fumador y me siento muy feliz por ello. Te envío este correo como agradecimiento por la gran ayuda que significo vuestra terapia para conseguir vencer esta lamentable adición. Sin otro particular, esperando que mi testimonio pueda servir de ayuda a otras personas, un cordial saludo. **Carlos.**

Vuelvo a contactar con ustedes, después de haber dejado definitivamente de fumar ya hace bastantes semanas (desde el 17 de febrero). Desde entonces, además de no aumentar de peso, me he permitido varias licencias y gustazos, que antes difícilmente podría haber disfrutado atado al cigarrillo. Entre estas experiencias ha sido poder viajar al extranjero sin necesidad de llevar tabaco de repuesto. Estuve 4 días en Bruselas (dos de trabajo y dos de placer), y no sentí en ningún momento la necesidad de depender de la chimenea. Es más, los dos días de placer, prácticamente me recorrí los edificios más importantes de Bruselas sin prácticamente ningún esfuerzo. En el pasado, cuando era fumador, me hubiera costado bastante más y no hubiera aguantado todo el día andando. También realicé un viaje de placer a Berlín, y realmente ahí me di cuenta de lo bello que es disfrutar de la vida sin necesidad del tabaco. Y eso que los berlineses fuman mucho y beben más. Pues diariamente calculo que podría andar en torno a unos 10 kilómetros sin ningún esfuerzo, incluyendo cruzar el Tiergarten desde el Parque Zoológico hasta la isla de los museos. Pero el gran avance se dio en mi tercer viaje de placer, cuando he estado en Extremadura. Concretamente, en el Valle del Jerte. Un paisaje idílico donde me atreví con un amigo a realizar la Ruta de la Garganta de los Infiernos. Lo increíble de todo es que, sin ningún tipo de esfuerzo, con subidas y bajadas y un relativo esfuerzo o forma física necesaria, no tuve problema para hacer esta ruta de 7 horas. De nuevo, mis agradecimientos a usted y a Geoffrey por el libro. Me resultó de una gran ayuda para reforzar los conceptos del libro de Carr. Me acordé de ustedes cuando en una cena de trabajo en Bruselas nos pusieron como postre el mango, que nunca había probado anteriormente. No duden en contactar conmigo para cualquier cosa. Muchas gracias por su atención, **Fran Ruiz.**

Para más comentarios: www.esfacilsisabescomo.es

Dedico este libro a mis cinco hijos: Claudine, Erika, Kiira, Xavier, Ishtar y a mi nieta Amaya.

¿Cómo dejo de dejar de fumar?

Descubre por qué volviste a caer y recupera tu vida
Segunda Edición

No creas nada simplemente porque lo has escuchado. No creas nada simplemente porque ha sido hablado o rumoreado por muchos. No creas nada porque se encuentra escrito en tus libros religiosos. No creas nada por el mero hecho de que lo dicen tus profesores o gente mayor. No creas en tradiciones porque han sido transmitidas por muchas generaciones, sino que después de la observación y el análisis, cuando encuentras algo que está de acuerdo con tu razonamiento y es conducente al bien de todos, entonces acéptalo y vive según ello.

Siddhartha Gautama

Geoffrey Molloy

¿Cómo dejo de dejar de fumar?
Descubre por qué volviste a caer y recupera tu vida

Es fácil... ¡si sabes cómo! S.L

¿Cómo dejo de dejar de fumar?
Autor: Geoffrey Molloy

Diseño cubierta: María Amat Artigas

© 2009 Geoffrey Molloy
Segunda edición: diciembre 2011

Es fácil... ¡si sabes cómo! S.L
Finca las Bardas
39408 Coo, Los Corrales de Buelna
Cantabria
http://www.esfacilsisabescomo.es

Colección: Es fácil... ¡si sabes cómo!
ISBN -13: 978 1466313293
ISBN-10: 1466313293

Impreso en USA

Tabla de Contenidos

Agradecimientos

Estoy agradecido a Rhea, mi mujer y socia y a los muchos clientes con los que ha sido un privilegio haber trabajado. Admiro vuestro valor. Habéis sido mis mejores maestros. Mis agradecimientos también a Mireya Ceballos, mi ayudante tan infatigable.

¿Este libro es para mí?

Si estás leyendo estas palabras es probable que seas fumador preguntándote: "¿Me vale este libro?" o puede que estés preguntándote si sirve para un ser querido.

Mi nombre es Geoffrey Molloy. Dejé de fumar hace dieciocho años. Mi mujer Rhea y yo llevamos los últimos dieciséis años ayudando a miles de personas a dejar de fumar. Juntos trajimos el método "Allen Carr's Easyway to Stop Smoking" a España en 1995. El libro de Allen ha sido un gran éxito, sin embargo, un comentario que escuchamos frecuentemente es: "Dejé de fumar con el libro de Allen Carr "Es fácil dejar de fumar... ¡si sabes cómo!" y fui un no-fumador feliz. Luego, estúpidamente, me volví demasiado confiado y sentí que por un cigarrillo no pasaría nada. ¡Pues, aquí estoy fumando lo mismo o incluso más que antes! Me siento enfadado conmigo mismo y tan frustrado ya que he leído el libro otra vez pero no parece funcionar. Estoy desesperado. ¿Qué puedo hacer?" ¿Te suena? *Este libro ha sido escrito pensando en ti.* Sin embargo, cualquier fumador que quiera liberarse puede conseguirlo con este libro, y lo que es más importante, *dejar de dejar de fumar*, da igual si nunca has leído un libro para dejar de fumar en tu vida. Incluso si te consideras un caso perdido. Si lees este libro con la mente abierta y sigues las instrucciones, no sólo dejarás de fumar rápidamente y sin sufrir, sino que también serás feliz, te sentirás libre y no echarás de menos el tabaco. Tampoco sentirás que has sacrificado algo. Si ya has dejado de fumar pero no te sientes feliz como no-fumador, lee este libro, sigue las instrucciones y te liberarás completamente.

Introducción

En 1993 dejé de fumar con Allen Carr y su método, *"The Easyway to Stop Smoking."* Le estuve y sigo estando muy agradecido por ello. Le escribí una carta para agradecérselo y le invité a comer en Marbella donde vivía con mi mujer y familia. Poco tiempo después, disfrutamos juntos de la primera de varias comidas. Fue durante una de estas comidas donde salió la idea de traer Easyway a España. En 1995, mi mujer Rhea y yo, tradujimos el libro de Allen, y nos pusimos a buscar una editorial dispuesta a publicarlo. Fue una lucha cuesta arriba. Teníamos poco dinero y cinco niños pequeños. Allen Carr y su método eran poco conocidos fuera del Reino Unido en aquella época y nada en España. Dos traducciones previas de su libro habían fracasado. Rhea y yo nos pusimos a trabajar. Una vez terminada la traducción, nos esforzamos mucho en conseguir que se publicara el libro. Mientras tanto, nos dedicamos a adaptar la sesión presencial a la cultura española. En Octubre de 1995 empezamos a impartir nuestras primeras sesiones presenciales.

Utilizando la experiencia de mi propia vida y la experiencia ganada liberando a los fumadores empecé a trabajar con otras adicciones y a mejorar el bienestar emocional general de las personas. He conseguido liberar a mis clientes de varias adicciones: alcohol, heroína, cocaína y medicamentos con receta como ansiolíticos y antidepresivos. He escrito un libro que permitirá a cualquier persona vivir felizmente sin alcohol.

Durante los últimos quince años, Rhea y yo, hemos ayudado a miles de personas a dejar de fumar. No existe en España otra empresa o persona con tanta experiencia directa como la nuestra en liberar a las personas de su adicción a la nicotina. Cuando me llegan noticias de alguien que ha conseguido dejar de fumar, con o sin nuestra ayuda, me siento sinceramente feliz por él. Los correos electrónicos, cartas y mensajes que recibimos en nuestras oficinas de personas que se han convertido en no-fumadores felices casi siempre comunican un gran sentido de alegría, alivio y satisfacción, sin embargo, es un hecho desafortunado que, a pesar del inmenso sentido de liberación y alivio experimentados por estos ex-fumadores y el maravilloso aumento en energía, salud y autoestima que recuperan, tristemente algunos — muchas veces por las razones más absurdas — vuelven a engancharse.

He escrito este libro para permitir que cualquier fumador que quiera dejar de fumar, pueda hacerlo rápidamente, sin sufrir y viviendo el resto de su vida encantado de haber tomado su decisión. He pensado especialmente en las personas que consiguieron dejarlo en el pasado pero han vuelto a caer. Incluso si crees que nunca has intentado dejar de fumar, o lo has intentado pero nunca has aguantado más de cinco minutos, o si ya lo has dejado pero no estás contento por ello, este libro es para ti también.

La promesa que te hago es la siguiente: este libro te permitirá dejar de fumar fácilmente, sin sufrir y disfrutando de tu vida como no-fumador, no sólo igual, sino mucho más que lo hacías siendo fumador. Y lo que es aún más importante, también te permitirá **dejar de dejar de fumar**. Puede que esto te parezca un objetivo raro, te lo explico; Durante gran parte de mi vida como fumador, el dejar de fumar estaba ahí como una asignatura pendiente. Siempre iba a dejarlo 'pronto', negociando, justificando, intentando fumar menos, dejándolo por la noche, diciendo al acostarme, "¡Ya está! ¡Esta vez lo dejo seguro!" y por la mañana me encontraba encendiendo el primer cigarrillo con un sentido de odio por mi mismo y resignación. El precio de vivir así era la pérdida de mi energía y bienestar físico, mental y espiritual.

Fue sólo cuando dejé de fumar, que me di cuenta de cómo fumar había afectado cada aspecto de mi vida. No puedo empezar a describir lo maravilloso que ha sido el alivio de no sólo dejar de fumar, sino de finalmente *dejar de dejar de fumar*. De esto trata este libro: liberarte definitivamente de tu adicción a la nicotina. Una vez hayas leído este libro, entenderás por qué las personas se vuelven adictas a la nicotina y cómo muchos factores se han combinado y en algunos casos conspirado para tejer la adicción profundamente dentro de la 'tela' de nuestra cultura.

Dejar de fumar es fácil. Puede que encuentres difícil creer esto ahora pero pregúntate, "¿Por qué no debería de ser fácil?" Después de todo, lo que solamente tienes que hacer es apagar un cigarrillo y no encender otro. Recuerda primero que fumar no es algo que *te ocurre. Eres tú quien enciende* el cigarrillo. *Eres tú* quien lo fuma. Nadie *te* obliga a hacerlo. ¡Éstas son noticias excelentes! Si eres tú quien enciende el cigarrillo, entonces el poder de dejarlo y liberarte tiene que yacer también en tus manos. Dejar de fumar es verdaderamente fácil, si sabes cómo. Sin embargo, para entender el 'cómo', necesitas primero entender el 'por qué' y para entender el 'por qué', primero necesitas entender dónde prestar tu atención.

Cuando fumas introduces miles de sustancias tóxicas dentro de tu cuerpo de modo deliberado y sistemático. Una de las razones por las que los gobiernos y la profesión médica tienen un record tan abismal en ayudar a los fumadores a dejar de fumar es su creencia errónea − pero muy rentable (rentable para la industria farmacéutica y sus ayudantes) − de que puedes dejar de fumar metiendo aún más sustancias químicas tóxicas en tu cuerpo. Esto a pesar de la enorme cantidad de *pruebas independientes* que demuestran la escasa efectividad y peligros (a veces letales) de prácticamente todos los medicamentos para dejar de fumar y sustitutos del cigarrillo. (Te remito a la referencia 4 en la sección al final del libro.) Esto es porque los médicos (y fumadores) tienden a centrarse en las razones por las que no deberíamos de fumar y no en las razones por las que fumamos. En otras palabras, prestan su atención en el sitio equivocado.

Nuestra atención está naturalmente atraída por movimiento que vemos en primer plano, cerca de nosotros. Así es cómo hemos evolucionado. Siguiendo este principio, la mayoría de las personas, incluyendo a los médicos, tienden a centrarse en los síntomas de las enfermedades causadas por fumar. Por muy detallado que pueda ser el conocimiento de tu médico en cuanto a las horribles consecuencias de fumar, no te ayuda ni a ti ni a él entender el porqué un fumador fuma. Es una distinción muy importante: primer plano o contexto. Un buen ejemplo es, cuando hablamos de hacer una buena taza de té, tendemos a centrarnos en la calidad del té y no en la calidad del agua. Sin embargo, la calidad del agua es igual de importante.

Puede que pienses que estoy haciendo una cruzada en contra de la medicina moderna. No es así. Es gracias a la medicina moderna que hemos eliminado mucho sufrimiento innecesario producido por enfermedades como rubéola, escarlatina, viruela, tuberculosis, polio. Sin embargo, aunque los fármacos han demostrado ser efectivos con estas enfermedades, no son efectivos para otras afecciones; incluso pueden ser peligrosos. Es un ejemplo el síndrome descrito por Abraham Maslow: "cuando la única herramienta que tienes es un martillo, tiendes a ver todos tus problemas como clavos."

Más de la mitad de las enfermedades que sufrimos en la edad moderna son auto-infligidas. Un informe reciente de la revista médica Journal of the American Medical Association (JAMA) cita que la cuarta causa más importante de la muerte en los Estados Unidos es por los efectos secundarios producidos por la administración *correcta* de fármacos (es decir, por utilizar los fármacos según las indicaciones) sin incluir la muerte por accidentes por uso incorrecto. En muchos países, fumar es la enfermedad auto-infligida número uno en términos no sólo de número de muertes (unos cinco millones al año), sino también en términos de la horrible reducción en la calidad de vida.

Muchas enfermedades existen y persisten en nuestra sociedad por nuestra tendencia de descartar las causas y de creer que las podemos curar tratando los síntomas. Por ejemplo, se ha reconocido que una de las causas principales de las enfermedades cardiovasculares es una dieta inapropiada y un estilo de vida sedentario. Esto lo agrava la industria alimenticia, lavándonos el cerebro para que compremos y comamos 'comida' cargada de grasas, sal y azúcar proporcionando información engañosa en cuanto a los ingredientes y exagerando los beneficios para la salud. El resultado de las dietas basadas en tales 'alimentos' es un deterioro general de salud y bienestar. Las soluciones ofrecidas normalmente por la industria de la salud no tratan estas causas. Me refiero a procedimientos caros y muchas veces innecesarios como el globo gástrico, operaciones múltiples bypass; medicación para diabetes II, medicación anti-colesterol, para la hipertensión – por nombrar algunos. Todos estos tratamientos, muy rentables para las industrias farmacéuticas y de la salud, tratan los síntomas y no las causas.

Los músicos y oradores profesionales entienden la importancia no sólo de las palabras o sonidos, sino también del espacio entre ellos. Sin el espacio entre las notas, no puede existir la música. Nos fijamos tanto en las palabras que a veces nos olvidamos de prestar atención al espacio entre las palabras, lo que puede ser de igual o mayor importancia. De la misma manera, un fumador muchas veces se fija tanto en el "placer" de fumar que no ve el sufrimiento constante de fondo que tiene que aguantar sólo para experimentar un alivio momentáneo cuando enciende el cigarrillo. Esto no lo ayuda el hecho de que la mayoría de los fumadores llevan fumando desde la adolescencia y no conocen la vida de adulto sin fumar. Cae fuera de su experiencia.

Nunca pierdas de vista el hecho de que la industria tabacalera tiene un solo objetivo: ganar dinero. Si tú tienes que morir o sufrir para que puedan hacerlo, les importa un comino. Para lograr esto, necesita enganchar a niños y mantener enganchados a los adultos. Y por supuesto, están apoyados e incitados por la corrupción, apatía e interés propio de muchas de las industrias, asociaciones y cuerpos gubernamentales, los cuales, creemos erróneamente, tienen presentes nuestros intereses. Tenlo claro: ¡No les importan nuestros intereses! La prioridad de la mayoría de estas entidades es proteger sus propios intereses y los de las industrias que los financian. La mayoría de las personas subestiman el poder que tienen las grandes industrias, para formar la manera en la que pensamos, para distorsionar la legislación y corromper las instituciones en las que confiamos.

La única manera para liberarnos de la adicción a la nicotina (de fumar), es despertarnos y deshacernos de la manipulación de nuestros mapas mentales (percepciones) que nos ha hecho la industria tabacalera para que veamos las cosas como verdaderamente son. Es sólo en ese momento cuando podremos tomar las medidas apropiadas para liberarnos.

En ningún momento intentaré asustarte para que dejes de fumar. No funciona. De hecho, el miedo generalmente provoca el efecto opuesto. Piensa, uno de los momentos en los que un fumador enciende un cigarrillo es cuando se siente nervioso. Asusta a un fumador y lo primero que hará es buscar un cigarrillo. Sin embargo, si quieres saber lo que la OMS dice sobre el tabaco, te remito al Apéndice 1 al final de este libro.

Dejar de fumar es maravilloso. No sólo te sentirás igual de bien de como te sentías siendo fumador, sino que mucho, mucho mejor. Puede que estés pensando que estoy hablando de los beneficios en cuanto a tu salud y bolsillo, que son tremendos; pero los mejores beneficios son mentales y espirituales. Es un inmenso alivio no tener cada aspecto de tu vida acondicionado por una adicción apestosa, asquerosa, antisocial y letal. Se trata de la maravillosa libertad de simplemente no tener que fumar.

¿Cómo dejo de dejar de fumar?

El hecho es que fumar no te aporta ni un solo beneficio. ¡*Ni un solo beneficio!* Cuando dejas de fumar no pierdes nada y no renuncias a nada. Dejar de fumar y permanecer libre no sólo es fácil, es un tremendo alivio.

Así que las preguntas son: ¿Por qué empezamos a fumar en los principios y por qué algunos fumadores dejan de fumar, se sienten libres y encantados de no fumar y luego *empiezan de nuevo*? En este libro encontrarás las respuestas a estas preguntas. También encontrarás toda la información que necesitas no sólo para dejar de fumar, sino según las palabras de un cliente para '*dejar de dejar de fumar*'.

Geoffrey Molloy

1
Cómo aprovechar este libro al máximo

No podemos resolver los problemas si empleamos la misma manera de pensar que empleamos cuando los creamos. **Einstein**.

Prácticamente todas las personas que acuden a nuestras sesiones lo hacen por recomendación. Conocen a un amigo, un vecino o familiar − un 'caso imposible', alguien que había intentado 'todo' para dejar de fumar, quien no sólo dejó de fumar en una de nuestras sesiones, sino que también estaba encantado de haberse liberado. No sufrió − de hecho, totalmente lo contrario − se siente eufórico por no tener que fumar. La mayoría de los fumadores llegan a la sesión llenos de una mezcla de esperanza, miedo y duda. La mayoría tiene poca fe en su capacidad para dejar de fumar. Tal vez, igual que tú, intentó dejarlo y fracasó, puede que muchas veces. Muchos han llegado a la conclusión de que exista tal vez una especie de debilidad dentro de ellos, que son 'casos difíciles' tal vez o que tienen 'genes de adicto'; o sospechan en secreto que les falta fibra moral, fuerza de voluntad o que tienen algún deseo oculto de hacerse daño.

Las cosas parecen aún más difíciles de lo que son porque la mayoría de los fumadores normalmente llevan fumando tanto tiempo que no recuerdan cómo se sienten siendo no-fumadores. Con esto no quiero decir que cuánto más tiempo llevas fumando, tanto más difícil será dejarlo. No lo es. (De hecho el número de años que llevas fumando es irrelevante). Casi todos nosotros empezamos a fumar siendo poco más que niños. Yo, por ejemplo, fumé mi primer cigarrillo cuando tenía sólo diez años. Cuando dejé de fumar veinticinco años después, no tenía ninguna experiencia de la vida de adulto o adolescente sin fumar. Para la mayoría de los fumadores, ser adulto no-fumador cae fuera de su experiencia. Mi vida como fumador era lo único que conocía: la tos, la ansiedad constante de querer un cigarrillo, la reducción en mi vitalidad era normal para mi y también el tener que asegurarme constantemente que tenía suficiente tabaco a mano, planificando mi vida según la próxima oportunidad prevista para fumar. El miedo a dejar de fumar y el miedo a seguir fumando habían formado parte de mi vida constantemente y por tanto, se habían vuelto casi invisibles. Incluyo aquí un cuento taoísta que lo resume bastante bien:

Hace muchos años, en un valle remoto, vivía un granjero. Un día mientras paseaba en el monte, encontró un nido de águila y dentro un huevo. Lo cogió y lo guardó cuidadosamente en su mochila. Al atardecer volvió a casa, a su granja y juntó el huevo a los huevos que había en el gallinero. Tenías que haber visto a la gallina, sentada encima de este huevo magnífico, con su pecho hinchado de tanto orgullo. Incubó aquel huevo con mucho cuidado. Efectivamente, unas semanas después un precioso aguilucho sano emergió del huevo.

El aguilucho se crió entre sus hermanos pollos. Aprendió a hacer todas las cosas que hacen los pollos. Cloqueaba y rascaba en la tierra buscando insectos y gusanos, agitando las alas furiosamente para subir volando poca altura para acabar estrellándose en el suelo en una ducha de tierra y plumas. Creía absolutamente que era un pollo. ***No había conocido otra cosa.***

Pasaron los años y un día el aguilucho-que-se-creía-gallina, por casualidad levantó la mirada al cielo. Muy en lo alto, planeando majestuosamente, sin esfuerzo, sin casi agitar sus grandes alas poderosas doradas, había un águila. "¡Guau! ¿Qué es esto?" gritó el águila ahora envejecido asombrado. "Es magnífico. ¡Tanto poder y gracia! ¡Qué hermosura!" "Es un águila," contestó un pollo. "Es el Rey de los Pájaros. Es libre. Es el pájaro del aire… no como nosotros. Nosotros sólo somos pollos. Sólo somos pájaros de la tierra." Y todos volvieron a mirar hacia abajo y siguieron cloqueando, rascando y cavando en la mugre. Y el águila vivió y murió como gallina… *porque es todo lo que creía que era.*

Cuando fumamos somos como el águila que se creía gallina. El águila no tenía genes defectuosos ni tenía personalidad de gallina; es sólo que *no conocía nada diferente. De una manera muy parecida un fumador no fuma porque tiene 'genes de adicto' o 'personalidad de fumador.' Es sencillamente* que *no conoce otra vida.*

Lo que hace que esta analogía sea tan apropiada es que la calidad de vida del fumador es parecida a la de la gallina, rascando, atrapado en una existencia algo deprimente y estrecha. Deja de fumar y te volverás libre como el águila, tanto más poderoso de muchas maneras. Al menos conseguirás la oportunidad para realizar tu pleno potencial, algo que no puedes hacer siendo fumador.

La diferencia más importante entre el fumador y el águila-que-se-creía-gallina, es que los humanos (normalmente) somos más inteligentes que las gallinas.

Una vez nos demos cuenta de que hemos estado engañados y hemos caído en el gran timo de la nicotina (ninguno de nosotros decidió hacerse fumador) y que estamos enganchados, empezamos a buscar una salida.

Ya que normalmente tenemos poca o ninguna experiencia de la vida como no-fumador adulto, dejar de fumar parece ser un paso hacia lo desconocido. A muchas organizaciones, industrias y políticos no les importa engañar y explotar al fumador para sus propios intereses. 'Cito la Regla de Oro':

'El que tiene el oro determina las reglas.'

La mayor parte de la información oficialmente aprobada sobre dejar de fumar es marketing apenas disimulado para medicación y sustitutos del cigarrillo poco efectivos.

El aspecto más insidioso de esto tal vez es cómo, al final del día, todos echan la culpa y castigan al fumador. Olvidan que el fumador quiere liberarse. A los fumadores les dan la lata constantemente; son abusados, presionados, odiados, marginados y humillados en todo momento. Pero es el fumador mismo que quiere, más que nadie, liberarse de su esclavitud a la nicotina. El fumador dejaría de fumar rápidamente y fácilmente si tan sólo pudiera conseguir una información correcta y precisa. Los fumadores no fuman porque están enfermos, defectuosos o son estúpidos de alguna manera, sino que solamente ellos (y la sociedad en general) han estado mal informados deliberadamente. Mejor dicho les han mentido. Les mintieron cuando empezaron y les mienten cuando intentan dejarlo.

Imagina que te encuentres por primera vez en una ciudad extranjera. Vamos a llamarle 'Gotham'. Tienes una misión muy importante y tienes que encontrar cierto sitio. Te has perdido pero no estás demasiado preocupado, incluso estás bastante relajado porque tienes un mapa oficial que compraste a un vendedor de mapas oficialmente aprobado por el gobierno y tienes confianza de que con este mapa puedes cumplir tu misión. Empiezas a caminar con confianza pero parece que por muy de cerca que sigues el mapa, sigues perdido. Crees, sin embargo, que no puede ser tan difícil pero por mucho que lo intentas, no consigues encontrar el sitio que estás buscando. Después de meses de intentarlo, te aburres y decides dejarlo un rato. ("Puede que sea más fácil en otro momento.")

Pasan los años y te das cuenta de que la misión es mucho más importante de lo que pensabas. Puede que sea incluso asunto de vida o muerte. Sacas tu mapa otra vez y lo estudias detenidamente. (*Lo que no sabes es que, aunque el mapa tiene el título 'Mapa de la Ciudad de Gotham', en realidad ha sido maliciosamente manipulado en secreto y el resultado es un batí burrillo confuso de varios diferentes mapas porque la gente de la ciudad sabe que cuanto más tiempo pueden entretenerte, tanto más dinero gastarás ahí y tanto más ellos y sus amigos se enriquecerán.*) No eres demasiado estúpido ni orgulloso como para buscar ayuda, así que pides a las personas que te indiquen el camino. Confirman que el mapa es correcto y que "todos saben que es así". Sin embargo, por mucho que te empeñas, permaneces perdido. Visitas a una persona que te dice que puede ayudarte. Aunque esta persona se considera experto en encontrar el lugar que estás buscando, en realidad es sólo experto en contarte lo que te pasará si no encuentras el sitio, describiendo las terribles consecuencias que sufrirás si no cumples tu misión. De hecho, cree que si te puede asustar suficientemente con historias sobre los pobres desafortunados que no llegaron, que te ayudará de algún modo. También te vende unas pastillas escandalosamente caras. Las pruebas. Te hacen sentir nervioso y enfermo. El experto te dice que no deberías preocuparte si las pastillas te hacen sentir nervioso y enfermo y que las tomes de todas formas porque te ayudarán a encontrar el camino. Ya que esto te suena raro, le preguntas cómo el acto de tomar unas pastillas podría ayudarte a encontrar el camino al lugar que buscas. El experto empieza a explicarlo pero pronto te das cuenta de que en realidad no lo sabe. Rápidamente te da la impresión que sólo está repitiendo algo que le ha dicho el fabricante de las pastillas.

Así que ahora te sientes nervioso y enfermo pero sigues perdido. Decides que puede que sea que tu actitud es mala, así que te esfuerzas para hacerla más positiva. Ahora tienes una sonrisa en tu cara pero sigues perdido. Sientes cada vez más desesperación. La gente te echa la culpa por tu incapacidad de encontrar el camino. Te dicen que tienes una personalidad del tipo 'te-pierdes-fácilmente' o algún tipo de debilidad genética. Llevas años intentando encontrar tu camino; no lo consigues y todos, aparentemente te echan la culpa a ti.

Justo en el momento de renunciar, encuentras a una persona que conoce el timo del mapa manipulado. Te da el mapa correcto. De repente, todo tiene sentido. También sientes el alivio de descubrir que no tienes genes ni personalidad de tipo 'te-pierdes-fácilmente'. La culpa no fue tuya. Es sólo que *__el mapa que te dieron era un mapa incorrecto.__*

Yo intenté dejar de fumar en muchas ocasiones e igual que todos los demás que estaban empleando el mapa incorrecto, siempre sufría los mismos síntomas: mal humor, irritabilidad y tarde o temprano (normalmente temprano) estaba fumando lo mismo que fumaba siempre − dos paquetes o más al día. Lo peor fue que cada vez que fracasé, creía que el problema se encontraba dentro de mí. Muchas veces encendía el primer cigarrillo del día con un sentido de odio hacia mí mismo, impotencia y depresión.

Llevo los últimos dieciséis años permitiendo a los fumadores ver la realidad y liberarse. Tú también puedes dejar de fumar y liberarte de una vez por todas de la opresión y esclavitud de la adicción a la nicotina. Sólo tienes que leer este libro, entender lo que he escrito y seguir algunas instrucciones sencillas:

Instrucción número 1 − Sigue todas las instrucciones: Las instrucciones que daré están basadas en años de experiencia con miles de fumadores. Cada una de ellas está aquí por una razón. Sé que alguno de los que estáis leyendo esto sentirá una especie de resistencia visceral a seguir instrucciones u órdenes. Encuentro muchas veces que las personas inteligentes tienden a intentar encontrar un fallo en las instrucciones o intentan imaginar situaciones en las que las instrucciones no serían aplicables. Déjame dejar una cosa bien clara. Eres libre de seguir o de no seguir estas instrucciones. Si sigues todas las instrucciones, no sólo dejarás de fumar, sino que permanecerás libre para siempre. En nuestras sesiones a veces las personas me preguntan, "Entonces, ¿qué tipo de fumador tiene éxito?" Mi respuesta es, *"Los que siguen las instrucciones."* Es así. He tratado a todo tipo de personas − hombres, mujeres, jóvenes, mayores, personas de todas las profesiones y condiciones sociales, de diferentes grupos raciales, con diferentes niveles de educación; personas de diferentes clases sociales con diferentes tipos de personalidades y genes. Los que han tenido éxito tienen la misma cosa en común: *__siguieron todas las instrucciones.__*

Estas instrucciones no están acompañadas de volantes y adornos, sino que cada una está aquí en base a la experiencia. Si las sigues todas, te liberarás permanentemente y fácilmente de la esclavitud de tu adicción a la nicotina. Si, en cualquier momento, quieres hablar de las ideas de este libro con otra persona, obviamente eres libre de hacerlo. Pero una advertencia: si alguien te da un consejo que contradice o modifica la información o instrucciones de este libro, *no le hagas caso.* Para tener éxito, sigue todas las instrucciones de este libro.

Instrucción número 2 – Abre tu mente. Puede que tu primera reacción sea, "Pues, esto es fácil ya que soy una persona con la mente muy abierta." Te ruego paciencia mientras te explico lo que quiero decir cuando digo "tener la mente abierta". En primer lugar, me queda por conocer a una persona que se describa a sí misma como una persona con la mente *cerrada.* A la mayoría de nosotros nos gusta considerarnos personas justas con la mente abierta. Es decir, primero consideramos todos los hechos y puntos de vista de manera imparcial y en base a esta consideración imparcial, formamos una opinión. Desafortunadamente, la mente funciona de manera contraria. Ya tenemos una opinión sobre casi todo y tendemos a emplear cualquier información que recibimos para demostrar que la opinión que tenemos es la correcta. Navegamos por el mundo a través de nuestros mapas mentales. Nuestro entendimiento y percepciones de todo dependen de estos mapas. El problema surge cuando no vemos nuestro mapa o punto de vista por lo que son: *no más que un mapa*, un punto de vista posiblemente útil. Creemos erróneamente que nuestro punto de vista es la '*Realidad*' y empleamos cualquier información que recibimos para demostrar que tenemos razón. Nos comportamos de esta manera, incluso si nuestro punto de vista sabotea nuestros propios intereses. ***Recuerda: el mapa es tan sólo un mapa; no es el territorio.*** Un consejo: sé escéptico si quieres pero no sólo con lo que digo yo aquí, sino especialmente con todas las ideas que ya tienes tú en cuanto al fumar. Después de todo, son precisamente este mapa y estas ideas las que hacen que sigas fumando.

Existe un maravilloso cuento Zen llamado 'La Mente del Principiante'. Se trata de un gran maestro espiritual que estaba intentando enseñar a un estudiante. El estudiante también era profesor y había leído muchos libros y enseñanzas. Cada vez que el maestro hablaba de una idea, el estudiante decía: "¡Ah! sí, lo conozco." O "Sí, esto es muy interesante, especialmente si se compara con las teorías de Fulanito", y así continuamente. No importaba lo que decía el maestro, el estudiante no podía resistir la tentación de mostrar sus conocimientos haciendo alguna observación o comentario 'inteligente'. Después de unas horas, el maestro paró y ofreció un té a su estudiante. Mientras el maestro servía el té sin hablar, el estudiante seguía exponiendo sus propios puntos de vista. El maestro vertía el té en la taza hasta llenarla y luego seguía vertiendo más té. El estudiante miraba cómo se derramaba el té hasta que no podía contenerse: "¡Está demasiado llena! ¡No entra más!" "Tú eres como esta taza," respondió el maestro. "¿Cómo puedo enseñarte algo si no vacías la taza primero?" La moraleja es que en la mente del principiante existen muchas posibilidades para aprender, mientras que en la mente del 'experto' muy pocas. Así que si quieres tener éxito, adopta la mente del principiante.

Pero yo soy caso especial o difícil

Una creencia común que impide el éxito es el síndrome del "caso especial", la actitud inflexible del fumador que piensa: "Yo soy un caso especial, yo soy inusual, soy un caso especialmente difícil." La mayor parte de nuestros clientes, al cabo de un rato en la sesión y al escuchar a otros, se dan cuenta de que su situación no es nada diferente de la de los demás. Sin embargo, una minoría no quiere soltar el estatus 'especial'. Algunos, incluso parecen estar orgullosos del hecho de que nada funciona para ellos. Durante toda la sesión se empeñan en decirse a sí mismos cosas como, "*Yo sí* soy un caso especial. Puede que lo que dice Geoffrey se pueda aplicar a otros pero yo soy un caso difícil. Ya que *yo sí soy* diferente de los demás, lo que dice Geoffrey simplemente no se puede aplicar en mí." Por tanto, no les importa lo que digo, emplearán la información para confirmar su punto de vista existente sin que en ningún momento se den cuenta de que es precisamente este punto de vista lo que les impide liberarse.

Cuando yo fumaba también estaba convencido de que era caso especialmente difícil. Estaba convencido de que era el adicto que menos esperanza tenía de todos. Si me despertaba por la noche, normalmente fumaba. Recuerdo pensar, "¡Dios! Geoffrey, eres un adicto tan patético que te despiertas para fumar." Dieciocho años sin fumar, y sigo despertándome durante la noche – claramente sin ninguna necesidad o deseo de fumar. Lo que está claro es que el hecho de que me despierte por las noches no tiene nada que ver con ser fumador. *Sin embargo, mientras creía que era un adicto sin esperanza, estaba convencido de que la razón por la que me despertaba por las noches era porque fumaba.*

Otra barrera para abrir la mente puede ser la 'postura defensiva' adoptada por los fumadores como una manera necesaria de protegerse a sí mismos frente a otros y para mantener el respeto hacia sí mismos. Se trata del siguiente síndrome:

Todos los fumadores han intentado dejar de fumar en algún momento con la posible excepción de aquellos jóvenes que acaban de empezar y aún creen que no están enganchados. Cuando digo esto en las sesiones, siempre hay alguien que sacude la cabeza y dice, "Yo no he intentado dejar de fumar nunca." Esto me suena siempre muy sospechoso. ¿Quién pagaría más de 200 euros y dedicaría medio día de su vida para hacer algo que no había intentado hacer primero solo y gratuitamente? Después de todo, lo único que tienes que hacer para dejar de fumar es simplemente apagar el último cigarrillo y decirte: "¡Qué maravilla! ¡Soy no-fumador!"

La gran mayoría de las personas confunde la tentativa de dejar de fumar con la duración de la tentativa. ¿Qué quiero decir con esto? Creo que la mayoría de las tentativas de dejar de fumar no duran más de algunos minutos o incluso segundos. Después de fracasar, el fumador muchas veces se consolará a sí mismo diciendo algo como, "Esto no fue una tentativa *seria*." El efecto más importante de esta experiencia es que el fumador acaba sintiendo en su corazón que no es capaz de dejarlo.

¿Cómo dejo de dejar de fumar?

Esta situación empeora con la presión que sienten todos los fumadores a que dejen de fumar: presión por parte de su pareja, sus hijos, su lugar de trabajo, su médico, sus amigos, por parte de la sociedad en general. El fumador quiere dejar de fumar, se siente incapaz y además se siente perseguido.

La reacción natural es adoptar una postura defensiva. Un síntoma de esta postura defensiva consiste en decir cosas como: "A mí me *encanta* fumar." "Pues de algo hay que morir ¿verdad?" "Nunca te fíes de un hombre que no tiene vicios." "Me podría atropellar un coche mañana." ¿Te suena? Mientras que esta postura te haya podido proporcionar alguna protección emocional ante la familia y los anti-fumadores rabiosos, si sigues con esta postura mientras lees este libro, sólo actuará como una barrera a tu entendimiento.

Un aspecto de esta postura defensiva es la racionalización. Las mentiras piadosas son las mentiras que decimos a otros para no herir sus sentimientos. La racionalización son las mentiras que nos decimos a nosotros mismos para no herir nuestros propios sentimientos (para poder seguir con nuestras vidas). Por ejemplo, el número de cigarrillos que un fumador admite fumar depende de quién hace la pregunta. Tenemos la cifra para el médico o la pareja: "*Raramente fumo más de 10.*" Luego tenemos la cifra que reservamos para otros fumadores: "*veinte al día*". También tenemos una cifra que reservamos para nosotros mismos, una cifra que muchas veces mantenemos imprecisa a propósito. Tú sabes que fumas más de una cajetilla al día, pero no quieres saber cuánto más de verdad.

Sé consciente de esta tendencia que tenemos de auto-engañarnos y defendernos a nosotros mismos. El problema es que muchas veces acabamos creyendo nuestras propias mentiras. Reflexiona en las respuestas y justificaciones automáticas y habituales que saltan a la mente mientras lees este libro. Sin embargo, si te suena alguna cosa que lees, o si de repente ves algo de otra manera, con otro punto de vista, párate un momento a pensarlo, permitiéndote experimentar el pleno sabor y las ramificaciones de esta nueva percepción.

Instrucción número 3 – No hojees este libro. Ésta es una instrucción muy importante. Lee los capítulos en el orden en el que se presentan. Algunas personas caen en la trampa de creer que, ya que están muy ocupadas o creen entender la mayor parte de lo que se ha escrito, sólo necesitan la información que creen que sea específicamente aplicable para ellas. Para ahorrar tiempo empiezan a hojear el libro para encontrar aquella parte que creen que podría ser la más útil. Este libro no funciona así. Lee el libro en el orden en el que está presentado. Si sientes que necesitas parar durante un momento para leer algo de nuevo para entenderlo mejor, hazlo. Este libro sigue un proceso lógico. Sigue este proceso.

Instrucción número 4 – No reduzcas el consumo, ni dejes de fumar y no cambies tu rutina normal de fumar a propósito hasta que hayas terminado este libro. Sigue fumando como lo has hecho siempre hasta que te indique cuándo fumar el último cigarrillo. Esto es para evitar cualquier distracción innecesaria. Imagina si tuvieras que leer este libro sin fumar, entonces estarías añorando el cigarrillo constantemente y por tanto sería difícil, si no imposible entender y asimilar la información. Sabrás cuándo toca dejar de fumar porque estará en las instrucciones. Hasta este punto, no lo dejes, no lo reduzcas; simplemente fuma cuando te apetezca. No te preocupes si te encuentras fumando más o menos de lo normal, no pasa nada. La única excepción a esta regla es si ya has dejado de fumar: **¡NO EMPIECES AHORA!** El libro funcionará para ti también.

Instrucción número 5 − Recuerda, tu pasado no es tu futuro. Un aspecto que exploraré en este libro es la manipulación de nuestros modelos mentales. Es esta manipulación la que nos engancha en primer lugar y luego ayuda a mantenernos enganchados hasta que es demasiado tarde (para más de cinco millones de personas al año). Hablaré también de los profesionales de marketing y comunicaciones, sinvergüenzas inmorales, que dedican sus vidas para idear constantemente nuevas maneras para manipular las vidas y el pensamiento de personas como tú y yo. Su objetivo es simplemente aumentar los beneficios de sus clientes. El precio por sus beneficios continuamente en aumento, es el bienestar, la salud y felicidad de las personas, conocidas hoy en día por el término 'consumidores' de la misma manera en la que se refiere a los animales de una granja por el término colectivo 'ganado', es decir, una mercancía que se explota de la manera más rentable. El bienestar del individuo, animal (o consumidor) simplemente no entra en la ecuación, salvo cuando podría afectar a la rentabilidad de la empresa de modo negativo.

Está de moda hoy en día hablar de la figura mítica: 'el fumador empedernido', la persona que, según las historias sensacionalistas en los medios, encuentra difícil, incluso imposible dejarlo porque tiene 'genes de adicto'. No existe ninguna evidencia científica concluyente que apoye esta idea. La causa de la mayor parte de los problemas en la vida no es tu ADN, sino la manera en la que te percibes a ti mismo y el mundo donde vives, es decir, las creencias erróneas creadas por tales percepciones incorrectas.

Vamos a considerar el caso de dos fumadores. El primero intenta dejar de fumar (por el método que sea) y no lo consigue. Puede que se sienta mal durante un instante, pero luego empieza a pensar cosas como: "Tal vez no era el momento correcto. Tal vez hice algo mal. Muchas personas dejan de fumar y parecen ser felices por ello. Tiene que ser posible que yo lo deje también, es sólo que tengo que descubrir lo que hice mal y cómo hacerlo mejor la próxima vez. No es personal, no soy ni mejor ni peor que otro fumador. Es sólo que me enganché igual que todos aquellos otros fumadores, los cuales ahora son no-fumadores." Su punto de vista es lógico y está basado en evidencias. Es probable que tenga éxito tarde o temprano.

Examinemos ahora al segundo fumador que intenta dejarlo y no lo consigue. Este fumador piensa: "Soy un desastre. Algo me pasa. Es probablemente genético. Nunca seré libre. Soy débil. Casi nadie lo deja de verdad. De todas formas todos saben que una vez que seas fumador, siempre serás fumador." Creencias como éstas tienden a cumplirse. La persona renunciará antes. Puede que ni siquiera se moleste en intentarlo. Luego empleará este fracaso como confirmación de que sus creencias negativas sobre sí mismo son correctas. Lo que no ve es que fue la creencia negativa errónea la que causó el problema en primer lugar y no el problema que causó la creencia negativa francamente inútil.

Es un hecho innegable que millones de fumadores, como tú, han dejado de fumar y están encantados de ser no-fumadores. Si ellos pueden hacerlo entonces, lógicamente tiene que ser posible para ti también. Recuerda, tu pasado no es tu futuro.

Instrucción número 6 – Empieza con la actitud correcta. La mera idea de dejar de fumar puede producir miedo e incluso pánico. Este miedo y pánico son causados por malinterpretar el problema. Son causados por el cigarrillo. Los no-fumadores no padecen de estos temores. Sencillamente recuerda que dejar de fumar es maravilloso. Nada malo está pasando mientras lees este libro. Mira el lado positivo. Imagina cómo te sentirás al ser libre de la esclavitud de la adicción a la nicotina, sin la necesidad ni el deseo de fumar, de planear majestuosamente como un águila. Lo que ganas cuando dejas de fumar no es otra cosa que tu libertad. Libertad de la esclavitud de la adicción. Permítete sentirte positivo por leer este libro. Permítete emocionarte sobre lo que puedes lograr si lees este libro. Es un paso muy emocionante. Arranca con la mente abierta y disfruta de la experiencia.

Puede que tengas creencias negativas sobre si eres capaz de dejar de fumar. A medida que has estado leyendo la sección anterior, puede que hayas pensado, "Éste soy yo, pero yo sí me conozco a mí mismo. Sé que yo soy un caso difícil". En el caso de que, mientras lees este libro, encuentres que tu parloteo mental te está llevando por este camino negativo, para y colecciona la evidencia positiva: millones de otros 'casos difíciles' han dejado de fumar. Cada uno es un caso 'difícil', lo que significa que nadie lo es. No eres diferente a otro fumador. Cuando tú y yo encendimos aquel primer cigarrillo experimental, ninguno de nosotros lo hicimos pensando que tendríamos que fumar todo el día, todos los días durante el resto de nuestras vidas. Nadie empieza a fumar pensando esto. ¿Por qué tendría que ser tan difícil dejar de fumar y convertirte en no-fumador feliz? Todo lo que tienes que hacer es no encender el próximo cigarrillo. Nadie te obliga a que fumes. Afortunadamente, eres tú quien enciende el cigarrillo. Es algo bajo tu control. Millones de fumadores se han liberado. Recuerda, ellos también se sentían impotentes, casos perdidos con miedo a dejar de fumar y ahora son libres. Cualquier fumador puede dejar de fumar. Cito a Spock de Star Trek: "Creer otra cosa simplemente no tiene sentido lógico."

Instrucción número 7 – Asume tu responsabilidad. Hasta que no asumamos responsabilidad de algo, no podemos cambiarlo. Quiero decir ¿cómo podríamos? ¿Para qué lo haríamos si no lo consideramos nuestra responsabilidad? Hazte la pregunta, "¿Por qué quiero dejar de fumar?" Si tu respuesta es algo como *"Tengo que dejar de fumar, no tengo elección,"* ¡ten cuidado! En el momento en el que decimos, *"Tengo que hacer algo,"* dejamos de asumir responsabilidad. *"Tener que hacer algo o no hacer algo"* implica obligación, una falta de elección, hacer algo contra tu voluntad. Hasta que un fumador no asuma la responsabilidad, no puede estar implicado en su propia cura. Es casi como decir, "Mira, *no quiero* dejar de fumar pero *tengo que hacerlo* porque... mi médico me lo ha dicho...porque si no lo dejo mi mujer no dejará de darme la lata...por la salud de mis hijos."

Todos los fumadores se sienten presionados a que dejen de fumar en algún momento de sus vidas. Sin embargo, esto no hace que lo dejen. Si estás leyendo este libro, entonces hazlo porque **quieres** hacerlo, no porque **tienes que** hacerlo. El deseo de dejar de fumar no es ninguna sorpresa, ya que el instinto más poderoso que tiene toda criatura en el planeta es el de la supervivencia. Incluso, si no te das cuenta de que eres adicto, siempre hay una parte de ti que te dice que estás haciendo algo estúpido. Por mucho que intentemos razonar que no es así, o por mucha creatividad que empleemos para justificarlo, el instinto de sobrevivir es muy fuerte y la sensación de que estamos haciendo algo estúpido permanece.

La mayoría de nuestros clientes que participan en nuestras charlas de refuerzo sienten remordimientos, que cometieron un error, quieren entender lo que sucedió y quieren arreglarlo.

Una minoría no está dispuesta a asumir responsabilidad, por la razón que sea. Este tipo de persona tiende a describir su experiencia como si fuera un espectador pasivo, como si las cosas simplemente le pasaran.

Así que, de estos dos tipos de fumador ¿quién tiene mayor probabilidad de éxito? Ni siquiera necesitas un cerebro para poder contestar a esta pregunta. Tiene que ser la persona que se da cuenta de que hizo algo mal, quiere descubrir lo que pasó y corregirlo. La otra persona no ha asumido ninguna responsabilidad por lo que está ocurriendo. Para ella es todo un misterio: el porqué fuma, el porqué lo dejó o el porqué volvió a empezar. La primera persona entiende claramente que la decisión de encender un cigarrillo está en su poder. Y esto es un punto importante. No importa quien eres, si has dejado de fumar en alguna ocasión y has vuelto a caer, recuerda...

Eres tú quien enciende el cigarrillo. Nadie te obliga a hacerlo. Recuerda también que antes de que encendieras el cigarrillo, habías justificado esta acción en la mente.

Cuando queremos algo podemos volvernos muy creativos y convincentes con nuestras justificaciones y excusas. He escuchado unas maravillosas justificaciones: "¿Cómo voy a poder aguantar a mi marido si no puedo fumar?" O "Tuve que empezar a fumar; o fumaba o estrangulaba a mis hijos." A primera vista parecen ser justificaciones convincentes. ¿Quién en sus cabales aconsejaría que estrangules a los niños en vez de fumar? Nadie. ¿Fue una elección real? Lo dudo. Pero efectiva para racionalizar el deseo de fumar. Pero esto no cambia el hecho de que sea sólo esto − una justificación, una excusa.

Entonces, para empezar este proceso, es muy importante que asumas tu propia responsabilidad. Para hacer esto, primero necesitas entender y aceptar que si estás leyendo este libro es por interés propio (no interés egoísta, sino por interés propio.) Fumar es egoísta. Dejas de fumar por razones de interés propio porque quieres ser libre de tu adicción a la nicotina. En otras palabras, quieres ser no-fumador. Vale, es un hecho que las personas de tu alrededor estarán encantadas también y disfrutarán de los beneficios de pasar más tiempo en un ambiente libre de humo, pero eres tú quien ganará los mayores beneficios. Los beneficios que disfrutarán las personas a tu alrededor no serán más que un reflejo de los maravillosos beneficios que disfrutarás tú.

Instrucción número 8 − Empieza con la pregunta correcta: La mayoría de las veces cuando intentaba dejar de fumar, renunciaba antes de unos minutos u horas. Cada vez que intentaba dejar de fumar rápidamente me entraba una sensación de pánico y las dudas no dejaban de dar vueltas en mi mente, lo que me hacía sentir aún más ansioso. Las dudas siempre eran las mismas: "Pero ¿cómo voy a disfrutar de la vida? ¿Disfrutar de un café, o de una copa con los amigos sin fumar?" Me dejaba llevar por la imaginación: "¿Cómo voy a hacer frente al estrés?" "¿Cómo voy a ir al baño por las mañanas? (¡Madre mía! ¡¿Y si estoy estreñido el resto de mi vida?!) ¿Cómo voy a poder concentrarme?" Puede que hayas experimentado las mismas emociones, los mismos temores, la misma sensación de pavor. En la realidad, dejar de fumar es maravilloso. Nos sentimos así porque llevamos tantos años fumando que nos hemos olvidado de cómo se siente uno siendo no-fumador.

Estas preguntas no son las mejores preguntas que puedes hacerte si quieres dejar de fumar. Tienen su raíz en el temor que resulta del modelo mental manipulado sobre el fumar, que la industria tabacalera ha diseñado para engancharnos en los principios y mantenernos enganchados.

Para resolver cualquier problema en la vida, primero tienes que hacerte la pregunta correcta.

La pregunta correcta es la siguiente: "¿Qué es lo que me hace creer que necesito fumar? Después de todo, todos los seres humanos nacieron como no-fumadores. Es nuestro estado natural. Antes de empezar a fumar, no necesitábamos los cigarrillos, ni los echábamos de menos. ¿Qué es lo que me pasó, entonces? ¿Qué es lo que me hace creer ahora que necesito condenarme a pasar el resto de la vida envenenándome sistemáticamente y pagando una fortuna para hacerlo, no sólo con dinero, sino con mi salud, bienestar y libertad?" Afortunadamente, no tienes que seguir haciéndolo.

Es muy probable que mientras lees este libro de repente pienses, con una punzada de ansiedad, "¿Pero cómo voy a tomarme el café por la mañana sin un cigarrillo?... ¿Conducir sin un cigarrillo? etc." Cada vez que te observas haciendo esto, detente un instante y cambia la pregunta:

Geoffrey Molloy

" ¿Qué es lo que me hace creer que necesito fumar mientras tomo un café, etc?"

2

¿Por qué los fumadores que consiguen liberarse vuelven a caer?

¿Por qué, entonces, después de haber dejado de fumar, empiezan los fumadores de nuevo? No sería creíble si no ocurriera todo el tiempo. Un fumador, después de muchos años de sufrir la vida de un adicto a la nicotina, finalmente se libera. Se libera de la esclavitud del mal aliento permanente, falta de vitalidad, las mentiras constantes, sentirse estúpido, los pitidos, los ronquidos, el envejecimiento prematuro, el miedo constante y de la prisión de la adicción. Rápidamente empieza a apreciar tener mejor salud, más dinero en su bolsillo y sobre todo un sentido de alegría y de libertad. Y luego, unas semanas, meses o incluso unos años después prueba uno ('sólo un cigarrillo') y muy pronto vuelve a encontrarse en la trampa de la que había escapado tan felizmente antes.

Me parte el corazón que tantas personas que se liberaron, empiecen de nuevo. El trabajo de ayudar a las personas a dejar de fumar, a veces, se siente como la tarea de Sisyphus. (En la mitología griega Sisyphus era un rey que fue castigado por haber hecho algo malo. Su castigo fue tener que subir a empujones una enorme roca a la cima de una colina, sólo para ver como bajaba otra vez y tener que repetir el proceso para la eternidad.)

Hay dos razones por las que un fumador vuelve a caer en el timo:

1. Cree que el cigarrillo le proporciona algún tipo de placer o beneficio.
2. Cree que es posible controlar el consumo, es decir, sólo fumar aquellos tres o cinco cigarrillos 'especiales'.

Muchas veces un cliente que ha vuelto a engancharse dice cosas como: "Era libre y tan feliz. No lo echaba de menos, me sentía maravillosamente bien. Había vuelto a practicar deporte. Todo iba de maravilla y luego… me encontré en una boda y pensé que después de tantos años sin fumar nada, podría arriesgarme a fumar un solo puro," o "Tuve un momento malo y pensé que necesitaba un cigarrillo," o "Estuve en una fiesta y fumé un porro. Pensé que no contaría," o "Pensé que fue tan fácil dejarlo que después de tantos años sin fumar, lo podría controlar." "Lo que hice fue tan estúpido, me equivoqué y aquí estoy, fumando lo mismo o incluso más de lo que fumaba cuando lo dejé."

Normalmente, lo que el fumador buscaba cuando encendió aquel cigarrillo fue algo que no existe y que no ha existido nunca: 'un solo cigarrillo'. Lo que consiguió fue todo lo que verdaderamente existía o lo que existiría: *la vida de ser fumador*, es decir, la mismísima vida de la que estaba tan harto cuando dejó de fumar. Es esta misma falsa idea, la esperanza vana de poder fumar un solo cigarrillo, lo que nos enganchó en los principios. Simplemente, no existe tal cosa.

¿Cómo es, entonces, que después de haberse liberado de la pesadilla de la vida de ser fumador, el mal aliento constante, el miedo, la falta de energía, el dinero malgastado, la tos, los pitidos, los dolores de cabeza, la esclavitud absoluta y lo absurdo de todo esto, vuelve y se engancha de nuevo?

La respuesta es muy sencilla. Puso en duda su decisión.

Antes de seguir, es imprescindible que entiendas que no hay misterio. Antes de encender aquel cigarrillo nuestro fumador a-punto-de-ser-esclavo ha racionalizado y justificado el acto de fumar ese cigarrillo. ¿Lo dudas? Pregúntate entonces, ¿quién encendió aquel cigarrillo? Tú. Nadie te obligó.

El hecho es que cualquier persona puede dejar de fumar y estar encantado de la vida de ser no-fumador. Todo lo que necesitas hacer es aceptar ciertas verdades:

- No disfrutas de ser fumador. No lo disfrutaste ni lo disfrutarás nunca.

- El tabaco, la nicotina no te aportan ni un solo beneficio. No renuncias a nada.

- No existe tal cosa como un solo cigarrillo, un cigarrillo ocasional, un cigarrillo especial − sólo la depresión, la enfermedad y la esclavitud de la vida de ser fumador.

¿Parece sencillo verdad? ¿Por qué fracasan tantos fumadores? Para encontrar la respuesta a esta pregunta, necesitamos explorar el porqué empezamos en los principios.

3

¿Cómo empezamos?

En primer lugar, ¿qué es fumar? Fumar es una adicción a una toxina, la nicotina. Una adicción a cualquier droga significa que la persona sigue ingiriendo esa droga a pesar de las consecuencias negativas que podría tener para la salud y otras consecuencias sociales y económicas − muchas veces en contra del juicio racional del adicto. Todas las drogas adictivas funcionan de la misma manera. La nicotina no es una excepción.

Todas las drogas adictivas crean una sensación de vacío en el adicto, quien luego erróneamente ingiere más droga en un intento de llenar el vacío que la misma droga creó. La droga crea la necesidad por sí misma. Esto se ve muy claramente con una droga como la heroína. Está muy claro que el adicto a la heroína ingiere la próxima dosis no para sentirse de maravilla, sino para poner fin a los síntomas fuertes de mono que fueron creados cuando el cuerpo elimina la droga correspondiente a la dosis anterior.

¿Entonces, por qué empezamos? La respuesta es muy sencilla. Pensamos que nos aportaría algún beneficio, que nos haría más atractivos, más hombres; que nos daría pinta de rebelde, seríamos más modernos, que sería 'guay', que pareceríamos mayores, que encajaríamos mejor socialmente. Son características alucinantes para cualquier sustancia. Parecería ridículo si, por ejemplo, intentáramos atribuir tales beneficios a algo como comer plátanos o mangos, ¿verdad? ¿De dónde vinieron estas ideas entonces?

1.   Publicidad indirecta − los medios (en particular el cine).

2.   Publicidad directa − publicidad y patrocinio.

3.   El entorno − las personas y la información a tu alrededor.

La industria tabacalera tiene un problema. Cuando sus clientes emplean sus productos exactamente como deberían hacerlo, causarán la muerte prematura de aproximadamente la mitad de ellos. La otra mitad sufrirá un nivel cada vez más bajo de salud y bienestar. Así que, dejando de lado el aspecto moral (después de todo es lo que hacen *ellos* − la industria tabacalera y sus ayudantes en la industria de las comunicaciones) y dado que fumar es la causa más importante de enfermedades evitables en nuestra sociedad, la pregunta tiene que ser: ¿Cómo es que empezamos?

Primero, sí tú como yo, empezaste a fumar antes de los años 80, nadie te explicó antes que la nicotina es una droga altamente adictiva, responsable de muchas enfermedades horribles y sufrimiento inmenso. Es probable que pensaras que era algo 'guay', cosa de adultos, sólo un hábito, más o menos normal y algo que 'todos hacían'. De hecho, para probar aquellos primeros cigarrillos tuvimos que estar convencidos de que conseguiríamos beneficios inmensos y que había poco o ningún peligro – o al menos poco. De hecho, lo que nosotros creíamos cuando encendimos aquel primer cigarrillo y lo que creemos durante la mayor parte de nuestras vidas sobre el tabaco y los fumadores es lo opuesto a la realidad.

¿Cómo ocurrió? ¿Cómo llegamos a creer algo que fue y sigue siendo lo opuesto a la realidad? Antes mencioné los mapas mentales y cómo acondicionan cada aspecto de nuestras vidas. Acondicionan todos los aspectos de nuestras creencias y percepciones. El resultado de esto es que si manipulas de cierta manera el mapa mental de una persona puedes hacer que haga absolutamente cualquier cosa, incluso si es en contra de sus propios intereses – una poderosa arma por cierto.

Ejemplos extremos a estos son terroristas suicidas. Para conseguir que alguien se mate a sí mismo y a otros (normalmente transeúntes inocentes), se requiere bastante manipulación. La cosa asombrosa es que las familias de estas personas muchas veces están orgullosas del sacrificio de su hijo o hija. Los fumadores son los 'bombarderos suicidas' de la industria tabacalera. La industria de las comunicaciones se encarga del reclutamiento y de la formación. Hace poco vi una entrevista a unos Testigos de Jehová, una pareja cuyo hijo sufrió y murió porque no permitieron que recibiera una transfusión de sangre, ya que lo consideraban un pecado. Como padre no soy capaz de entenderlo. ¡Hoy mismo he visto un corte de video en el cual un cristiano fundamentalista en los Estados Unidos estaba discursando sobre la naturaleza demoníaca del yoga! Luego está el mapa mental manipulado que hace que personas perfectamente racionales insistan en la mutilación genital de niños y niñas. ¿Qué me dices del genocidio en Rwanda? La lista de barbaridades cometidas por humanos a otros humanos es horrenda. Detrás siempre encontrarás una manipulación de mapas mentales. Los manipuladores más comunes y expertos son las grandes industrias, gobiernos y religiones organizadas.

Mientras algunos científicos estudiaban el comportamiento de cierto tipo de hormiga, observaron algo raro en su comportamiento. Se veía como las hormigas se dedican a subir a la cima de tallos de hierba y cuando llegaban arriba, se caían y volvían a repetir el ciclo, una y otra vez. ¿Qué beneficio saca la hormiga de esto? La respuesta es nada en absoluto. ¿Qué está ocurriendo entonces? ¿Por qué la hormiga sigue haciéndolo? La razón es que la hormiga ha sido infectada por un parásito que pasa la primera parte de su ciclo de vida en hormigas y la siguiente en animales herbívoros de pasto (vacas por ejemplo). Una vez el parásito haya completado el primer ciclo de su existencia (dentro de la hormiga), el parásito tiene que encontrar una manera de entrar en el sistema digestivo de la vaca. Esto sólo puede ocurrir si la vaca come la hormiga. Si se puede manipular a la hormiga para que se encuentre en la parte superior del tallo de hierba, esto aumenta las probabilidades de que ocurra. La hormiga no sabe por qué se siente obligada a subir al tallo de hierba repetidamente, sólo siente que es 'lo que debería hacer'. Lo que la industria de las comunicaciones hace, de manera muy efectiva, es crear e introducir ideas peligrosas, infecciosas y parasitarias en nuestras mentes, convirtiéndonos en 'huéspedes' para grandes entidades malvadas parasitarias, tales como la industria tabacalera.

Esto se consigue a través de la manipulación cínica de los mapas y modelos mentales que todos empleamos para entender el mundo.

Prácticamente todo lo que creemos — cosas buenas y cosas malas, de hecho, todo lo que consideramos como verdadero — ha sido introducido en nuestras mentes por nuestros padres, profesores, amigos (muchas veces con buenas intenciones) y por gobiernos, la televisión, la prensa, grandes industrias, comunicaciones y la publicidad (normalmente por beneficios e intereses propios). Muchas de las ideas y cosas en las que creemos, *cosas que aceptamos como hechos, cosas que 'todos saben que es así'*, no están basadas en experiencia de primera mano, sino en creencias. Aceptamos muchas cosas sin cuestionarlas. Por ejemplo, todos sabemos que la forma de nuestro planeta, la Tierra, es una esfera (esferoide obleado para darle una descripción más precisa). ¿Has averiguado alguna vez si verdaderamente es así? ¿Tienes una incontrovertible experiencia de primera mano de estos hechos? Casi seguro que no. Es uno de estos hechos que *'lo saben todos'*. Pero si te hubiera hecho esta pregunta hace tan sólo quinientos años, habrías contestado con igual certidumbre: "la tierra es plana...*lo saben todos*." "¡Ah!" dices, "pero ahora es diferente; vivimos en una edad moderna y científica". Los europeos llevan creyendo que viven en una época moderna y científica desde hace unos quinientos años (al menos desde el Renacimiento). Si empezáramos a examinar muchas de nuestras creencias, descubriríamos que muchas de ellas son cosas que damos por sentado como hechos que 'todos saben que son así'.

Es probable que mucho de lo que 'todos saben que es así' hoy en día, será suplantado por modelos mejores y más precisos en el futuro. Desde los tiempos de los antiguos griegos hasta hace tan solo cien años fue aceptado que el átomo fuese la partícula de materia más pequeña posible. Hoy en día, aceptamos que hay muchas partículas subatómicas más pequeñas que el átomo. Por muy modernos y 'científicos' que creamos ser, lo que nos guía en gran medida son nuestras necesidades y deseos primitivos y estoy seguro que en un futuro no muy lejano, muchas de nuestras creencias (nuestros modelos y mapas mentales) en cuanto a nuestro mundo estarán suplantadas por creencias (mapas y modelos mentales) diferentes y probablemente mejores.

No es nada malo tener modelos mentales. El peligro yace en no saber que son simplemente esto: modelos mentales. La mayoría llamamos a nuestros propios modelos mentales 'la realidad'. Normalmente no cuestionamos 'la realidad', porque es... err la realidad. Los seres humanos lucharán hasta la muerte pare defender algo que en la realidad no es más que una noción. La mitad del tiempo ni siquiera sabemos de dónde han venido nuestras creencias. Probablemente nunca nos hemos parado a examinarlas de cerca. Las creencias religiosas son un buen ejemplo. No quiero entrar en sí Dios existe o no, simplemente, si naces en una familia musulmana viviendo en una sociedad musulmana, entonces es muy probable que tus creencias (modelos mentales) sean musulmanes. 'Sabrás hasta en tus huesos' que el Islam es el verdadero camino. No es de sorprender que si da la casualidad que naces en una familia cristiana en una sociedad cristiana, entonces tu idea de Dios probablemente será un Dios cristiano. 'Sabrás hasta en tus huesos' que Cristo es el verdadero camino.

En otra escala, todos tenemos creencias sobre cómo son las diferentes nacionalidades, lo que me recuerda el siguiente chiste:

En el Cielo los policías son ingleses, los cocineros son franceses, los ingenieros son alemanes, los administradores son suizos y los amantes son italianos.

En el infierno los policías son alemanes, los cocineros son ingleses, los ingenieros son italianos, los administradores son franceses y los amantes son suizos.

El chiste tiene gracia sólo por las opiniones que hemos recibido que crearon nuestros mapas mentales, no en base a nuestra propia experiencia, sino en 'lo que saben todos'. Sin embargo, la historia ha demostrado que el simple hecho de que todos crean algo, no significa que sea la verdad, de hecho, argumentaría que normalmente sea lo contrario.

Otro aspecto poderoso de nuestros mapas mentales es que tendemos a emplearlos como filtro para el mundo físico. Esto significa que tendemos a rechazar toda evidencia que no apoya *nuestra realidad* y exageramos la importancia de la evidencia que sí apoya nuestra realidad. Un buen ejemplo es lo que yo llamo el síndrome del Tío Ramón. La mayoría de los fumadores tienen una figura en su mente parecida al tío Ramón: un señor que vivió hasta cumplir más de ochenta años, fumando dos paquetes de tabaco al día durante toda su vida, que nunca estuvo enfermo. La mayoría de los fumadores también conocerá a una persona o habrán oído hablar de ella − muchas veces una amiga de un vecino − que murió de cáncer de pulmón sin haber fumado ni un solo cigarrillo. Descartamos el hecho de que el Tío Ramón tuvo una suerte extraordinaria y que probablemente aún estaría vivo si no hubiera fumado. También descartamos el hecho de que más del 90% de las personas con cáncer de pulmón son o han sido fumadores. Un aspecto importante de nuestros mapas mentales es que hacemos lo que sea para que toda nueva experiencia o información que recibimos encajen en nuestro mapa. En otras palabras, nuestros mapas mentales se refuerzan a sí mismos.

Nací en el año 1957 en plena 'Guerra Fría', una época en la que la mayoría de la sociedad occidental consideraba la Unión Soviética como una amenaza constante − un imperio malvado. En 1989 viajé a Moscú para participar en unos talleres. Mi visita a Moscú fue justo antes de que la Unión Soviética dejara de ser como tal. Durante mi estancia conocí a muchos ciudadanos de la Unión

Soviética. Me encontré con que la mayoría de las personas que conocí eran muy agradables, de buen corazón, inteligentes y con mucha formación. Durante una conversación con una catedrática de universidad rusa, dije, "Nosotros como personas, nos llevamos bien. Creo que nuestros países se llevarían mucho mejor si la Unión Soviética no se comportara tan agresivamente con el Occidente." La chica con quien estaba hablando se volvió muy agitada y dijo, "No es la Unión Soviética la que se comporta de modo agresivo con Occidente, sino que es Occidente que se comporta de modo agresivo con la Unión Soviética." A medida que exploramos este asunto, se veía claramente que cada uno teníamos nuestro mapa mental firmemente fijado en nuestras mentes, que era opuesto al del otro. Nos dimos cuenta de que cada uno había sido infectado por una idea parasitaria elaborada por nuestros respectivos gobiernos y los medios que nos hacen más flexibles para ser más fácilmente manipulados.

Los que tienen los recursos y los conocimientos para manipular los mapas mentales de la población tienen un poder inmenso.

Muchas de las técnicas empleadas en la masiva manipulación mental que se encuentra en todos los niveles en nuestra sociedad fueron desarrolladas originalmente por el Sr. Edward Bernays (1891-1995), sobrino del famoso psicólogo Sigmund Freud. A Edward Bernays se le reconoce como el fundador de la industria moderna de comunicaciones y marketing. Lo que hizo Bernays fue reconocer la importancia de los mapas mentales que llevamos en nuestras mentes para navegar por el mundo. Pero fue un paso más allá: empleando las ideas psicológicas desarrolladas por su tío Sigmund, formuló técnicas tales como el uso de imágenes subliminales para manipular nuestras emociones y percepciones para cambiar nuestros mapas mentales – los comienzos de lo que se conoce por el término 'lavado de cerebro'. Logró hacer esto a escala masiva. Estamos sometidos diariamente a las ideas y técnicas de manipulación mental y lavado de cerebro inventados por Bernays. Son utilizadas por todas las industrias e incluso gobiernos para manipularnos – 'la Guerra sobre el Terror' es un buen ejemplo. La manera en la que se ha abusado de estas técnicas por la industria de las comunicaciones en nombre de las industrias del tabaco, alcohol, farmacéutica y alimenticia ha tenido un impacto especialmente devastador en la salud y bienestar de todos nosotros. Esto es aún más efectivo por un sistema educativo que no enseña el pensamiento crítico.

Volvamos a la industria tabacalera en concreto. He preguntado a miles de personas en mis sesiones, "¿Por qué empezaste a fumar?" Sus razones son muy parecidas a las mías y tuyas y casi siempre tenían que ver con la imagen y la presión social: para querer parecer ser mayor o más atractivo; por curiosidad, para encajar con un grupo particular de amigos; parecer más duro y rebelde; gestionar el estrés con los estudios. Ni una sola vez alguien ha dicho que empezó a fumar "por el olor o sabor asquerosos del tabaco" o "porque quería toser o vomitar". Así que ¿de dónde vinieron estas ideas? *La realidad* de fumar es que te hace apestar como un enorme cenicero, es anti-social, causa envejecimiento prematuro, pitidos, letargo, mal aliento, enfermedades debilitantes horrendas, cuesta un dineral, domina todos los aspectos de tu vida y existe una probabilidad de un cincuenta por ciento que te matará. ¿Cómo llegamos a esto, **la realidad**, a creer que fumar nos hace más atractivo, que sea un apoyo sexual o social, que nos dé valor, que de algún modo fumar sea 'moderno'; que nos ayude a hacer frente al estrés y tensiones de la vida? Si los cigarrillos verdaderamente hicieran todas estas cosas, entonces los médicos tendrían una vida extremadamente fácil. Podrías conseguir la nicotina con receta. Sería tan fácil conocer a un fumador ya que todos los fumadores estarían centrados, relajados, serían valientes, atractivos y sumamente 'modernos'.

La industria tabacalera que se beneficia económicamente de la muerte y sufrimiento de sus clientes, también ha conseguido corromper a políticos para que diluyan las leyes para el control del fumar y a la vez financiar a asociaciones para 'la tolerancia del fumar' hasta el punto en el que miles de no-fumadores tienen que enfermar e incluso morirse por culpa del fumar pasivo – todo en nombre de la co-existencia y de que 'seamos razonables'.

Párate un momento a pensarlo. Las percepciones aceptadas (manipuladas) que se tienen en cuanto a la adicción a la nicotina (fumar) son exactamente lo contrario de la realidad. El hecho es que nos han manipulado las mentes para que tengamos estas percepciones. Las técnicas desarrolladas por los sucesores de Bernays en la industria de las comunicaciones (llamados 'prole del diablo' por el cómico Bill Hicks) han sido utilizadas de modo muy efectivo para distorsionar nuestra percepción del tabaco. Nuestros mapas mentales (tanto los de fumadores y no-fumadores) han sido manipulados para convenir a la industria del tabaco.

El objetivo de la industria tabacalera es engancharte a la nicotina y sacar cada céntimo de ti antes de tu muerte. Todo lo que necesitan hacer es convencerte para que pruebes unos pocos cigarrillos experimentales. Hacen esto al introducir una idea parasitaria letal en tu mente.

Desde nuestro nacimiento y durante todas nuestras vidas hemos sido sometidos a un chorro constante y poderoso de imágenes, ideas y frases que nos preparan para que probemos aquellos primeros cigarrillos experimentales. Me acuerdo cuando tenía 10 años y estaba viendo una película sobre un rebelde mexicano. Era un héroe que luchaba contra los políticos gordos, corruptos y crueles por los derechos de los campesinos oprimidos. Era guapo, valiente y todas las chicas le querían. Inevitablemente fue capturado y ahora le vemos, a punto de ser ejecutado. Puedes imaginar la escena: con gran valentía rechaza la venda y viendo la muerte delante de su cara, ni siquiera parpadea, sino que pide un último cigarrillo. Lo fuma con inmensa dignidad y luego se dirige al pelotón de fusilamiento, "Estoy preparado." Luego le ejecutan. Me acuerdo que pensaba, "¡Vaya cojones!" Me impresionó mucho e inmediatamente quise ser tan valioso como él frente al peligro. Quise fumar como Clint Eastwood y Humphrey Bogart. Eran tipos tan duros. Incluso practicaba fumar como ellos delante del espejo.

¿Cómo dejo de dejar de fumar?

Recuerdo también los famosos cigarrillos del 'después de...' ¿Te acuerdas de cómo Sean Connery como 007 seducía a todas estas heroínas durante los años sesenta y setenta? No habían escenas de sexo explícito, sino que justo cuando el asunto se volvía interesante, la película se cortaba en una escena en la que veías a 007 y su última conquista, tumbados el uno al lado del otro en la cama, la mujer con una expresión en su cara como la de una gata que había conseguido comer la nata (fue más clara que el agua de que acababa de echar el mejor polvo de su vida), 007 encendía dos cigarrillos y pasaba uno a la chica. Pensé cómo molaba esto y no podía esperar a poder hacer lo mismo.

En otras películas puedes ver como los héroes fuman puros para celebrar algo. Puedes ver como incluso Sigourney Weaver fuma en su papel de heroína principal en la película 'Avatar'. Lo que me llamó la atención es que el hecho de que ella fuma es inconsistente con casi cualquier otro aspecto de la película. ¿Cuántos niños empezarán a fumar como resultado indirecto de esta imagen? Por mucho que admiro a James Cameron como director, considero que su actitud en cuanto al fumar es irresponsable cuando se tiene en cuenta la influencia que esto puede tener en los niños.

De lo que no nos damos cuenta, especialmente cuando somos jóvenes, es que no es el cigarrillo lo que hace más glamoroso a la persona. Es la persona que hace más glamoroso al cigarrillo. (Si quieres conocer más hechos en cuanto a la confabulación entre la industria del tabaco y el cine te remito a la referencia 3.)

Hasta hace poco las empresas tabacaleras patrocinaban los eventos deportivos en occidente. ¿Puedes imaginar otra cosa más absurda? – ¿Relacionar la adicción a la nicotina con el 'glamour', estar en forma, la salud y el éxito? (Como dije antes, lo contrario a la realidad.) La industria tabacalera ha patrocinado, entre otros deportes, el tenis, golf y las carreras de Fórmula 1. Ha pagado y sigue pagando a chicas guapas para que ofrezcan cigarrillos gratuitos en bares. Es probable que te acuerdes de los anuncios de Marlboro con imágenes de vaqueros guapos, sanos, con rasgos de hombres duros – 'hombres de verdad'. Puede que este tipo de imágenes parezcan algo anticuadas hoy en día pero durante los años cincuenta y sesenta la industria tabacalera utilizaba imágenes que no estarían permitidas ahora o de las que nos reiríamos simplemente: médicos en bata blanca con un estetoscopio en el cuello, vendiendo tabaco con lemas como, 'Camel, la marca preferida por médicos' o 'Craven A, mejor para tu garganta'. Los médicos, un colectivo que inspira gran confianza, traicionaron esta confianza y vendieron tabaco. Esto suena a la 'Regla de Oro'. (Aquel que tiene el oro determina las reglas.) Cuando ahora ves estos anuncios parece tan obvio y te preguntas cómo ha podido el público ser tan ingenuo. ¿Qué te hace pensar que este tipo de actividades turbias hayan dejado de existir? Siguen haciendo lo mismo; es sólo que hoy en día su actividad es más sofisticada y sutil. Serías ingenuo o simplemente estúpido si crees que no es así.

La presión por parte del público, ONGs y finalmente gobiernos, aseguró que el fumar casi desaparecería de la pantalla durante los años noventa pero ahora ha vuelto con fuerza y seguimos viendo imágenes de personas famosas con un cigarrillo en la boca. Muchas veces, nuestros clientes mayores se quedan perplejos diciendo algo como, "Yo empecé a fumar porque no sabía que se trataba de una adicción pero los jóvenes de hoy han estado advertidos, tienen mucha información sobre fumar, que es una adicción; les han explicado lo terrible que es. ¿Por qué empiezan entonces?" Es simplemente porque el nuevo mensaje elaborado por la industria tabacalera y sus expertos en comunicaciones han transmitido tan poderosamente a adolescentes confiados que, *Fumar es 'guay', moderno, algo que haces si eres rebelde, glamoroso y al infierno las consecuencias*. Es difícil imaginar un mensaje más irresistible para adolescentes.

Volviendo a ti y a mí, ¿cómo hubiéramos podido protegernos? Ni siquiera sabíamos que nos estaban manipulando. Nuestros padres y los adultos de los que dependíamos también fueron manipulados. Las entidades montadas para protegernos nos fallaron. Pero no sólo nos fallaron, sino que muchos nos traicionaron y luego encima muy hábilmente nos echaron la culpa por ser fumadores. Después de haber conseguido engancharnos y luego cobrarnos impuestos hasta la muerte (en muchos casos literalmente) en el precio del tabaco, ahora echan la culpa a los fumadores por haberse dejado engañar por el timo de la nicotina. A los fumadores se les trata hoy en día casi como leprosos. Los gobiernos están constantemente ideando maneras de cómo asustar o condenar a los fumadores al 'ostracismo'. Esto apesta. Ni siquiera te ayuda a dejar de fumar. Puede que te haga más desesperado por dejarlo pero no te ayuda a dejarlo. La reacción de muchos fumadores ante estas tácticas es fumar más.

Luego, tenemos a estas figuras importantes en nuestras vidas. La mía fue el director de mi colegio, Mr. Peter Scahill, un hombre majo, correcto y a la vez duro como un clavo, estricto con todos y responsable de actividades al aire libre. Fue un fumador empedernido que finalmente murió de un cáncer de pulmón. Para mí fue un héroe. Fumar era como ser él − hombre duro pero justo. El cigarrillo no le hacía más duro ni más admirable pero sin darse cuenta hacía más atractivo al cigarrillo.

Si repasas tu propia experiencia con tus ojos abiertos verás muchos ejemplos parecidos de cómo la industria tabacalera y sus expertos en comunicaciones introdujeron la idea parasitaria en tu mente durante tu propia niñez y adolescencia. ¿Por qué? El objetivo era conseguir que fumaras aquellos pocos cigarrillos experimentales. Nunca decidiste convertirte en fumador durante el resto de tu vida. Sólo probaste aquellos primeros cigarrillos experimentales y esto fue suficiente.

Hemos hablado del aspecto psicológico de fumar, de cómo la industria tabacalera y la de las comunicaciones han manipulado tu percepción, la mía y la de la sociedad en general. Su objetivo fue conseguir meter la droga nicotina en nuestros cuerpos.

Ahora, intenta recordar tu primer cigarrillo. Céntrate en el sabor y los efectos físicos. Si tienes algún recuerdo de aquel primer cigarrillo, es probable que te acuerdes de lo horrible que supo − raro, desagradable; como te hizo toser, marearte y posiblemente vomitar. ¿Por qué? Muy sencillo. La nicotina es una sustancia altamente tóxica y los muchos aditivos en el cigarrillo son tóxicos y venenosos. Toda criatura en este planeta tiene un sistema incorporado de supervivencia. Parte de este sistema se ha evolucionado para evitar que ingiramos sustancias venenosas. Por ejemplo, en mi finca, no tengo que explicar a mis caballos lo que pueden o no pueden comer; ya lo saben gracias a su sistema de supervivencia. Si sabe bueno, es comida. Si sabe malo, no es comida así que no lo como. Esto es precisamente porque el primer cigarrillo sabe tan malo; es tu cuerpo que te está avisando: "¡Peligro! ¡Veneno! ¡Para!". Sin embargo, debido a esta idea parasitaria letal que se ha introducido en nuestros cerebros, no lo vemos como advertencia, sino como reto: "Tan sólo tengo que acostumbrarme a esto y seré más sexy, pareceré mayor, más interesante; moderno; será más fácil ligar."

Muchos rituales han evolucionado alrededor de aprender a fumar. El ritual más común es inhalar el humo, decir algo (una tontería) y luego exhalar por la nariz. Me esforcé tanto para aprender a hacer esto. Fue un proceso asqueroso y repugnante pero me empeñaba en demostrar a mis amigos que era hombre. No tenía ni idea de que yo, igual que muchos, había sido infectado por la idea parasitaria. Sólo sentía que quería el premio que me había sido prometido. Fue una mentira. El premio nunca existió.

Sin embargo, en cuanto a lo que concierne a la industria tabacalera, la primera fase ha tenido éxito: has introducido la droga, la toxina nicotina, en tu cuerpo y el proceso de convertirte en adicto a la nicotina, en fumador, ha empezado.

La adicción – cómo funciona

No importa cuál sea la droga, el proceso es el mismo. Se introduce la droga adictiva en el cuerpo, el cual la reconoce como un veneno. El cuerpo elimina la droga pero en este proceso se crea una sensación de vacío en la persona, quien ahora mete más droga en su cuerpo en un intento de llenar el vacío que la misma droga creó. La droga crea la necesidad por sí misma.

Antes de seguir, necesitamos hablar del mono de la nicotina: el proceso químico que yace en el corazón de fumar, es decir, de la adicción a la nicotina. Tanto la industria tabacalera como la industria farmacéutica han invertido millones en engañar a los fumadores en lo que concierne a la verdadera naturaleza del mono de la nicotina, para que puedan venderles más nicotina. Vamos a hablar de esto ahora...

Geoffrey Molloy

4
¿Qué es de verdad el mono de la nicotina?

La industria tabacalera quiere que tú, el fumador, sigas fumando. Una manera efectiva de conseguir esto es exagerar la severidad de los síntomas del mono. Están ayudados por supuesto por la industria farmacéutica y muchos de la profesión médica. Una vez hayan asustado al fumador en cuanto a los 'terribles" síntomas producidos por la retirada de la nicotina, proporcionan al fumador (¿por casualidad afortunada tal vez?) más drogas como solución. La primera de estas drogas es − lo creas o no − la nicotina en forma de parches dérmicos, chicles o espray nasal; la última forma es el cigarrillo electrónico. Han podido timar a los elementos más crédulos de la profesión médica a que empleen este tratamiento ingeniosamente dándole el nombre impropio 'Terapia Sustitutiva de la Nicotina'. En realidad debería llamarse 'Terapia Sustitutiva del Cigarrillo'. No te liberas de la adicción a la nicotina, simplemente cambias de proveedor de la droga. Tu camello cambia de ser la industria tabacalera a ser la industria farmacéutica hasta que, igual que el 99% de los fumadores que intentan dejar de fumar con estos tratamientos, empiezas a fumar otra vez. He conocido a muchos fumadores que han empleado chicles de nicotina para dejar de fumar y han dejado de fumar cigarrillos pero se han enganchado a los chicles.

El segundo tipo de droga en el mercado para dejar de fumar son pastillas que actúan en tu cerebro de manera parecida a la de los fármacos antidepresivos. Los efectos secundarios pueden ser mucho peor que los síntomas producidos por la retirada de la nicotina que supuestamente deberían mejorar. Estos efectos secundarios pueden dejarte permanentemente dañado o incluso matarte. (Te remito otra vez a la Referencia 4.)

Muchos fumadores temen innecesariamente que tienen que padecer un terrible trauma para poder liberarse de su adicción. La causa de este temor es una percepción equivocada de los síntomas correspondientes a la retirada de la nicotina − una percepción constantemente reforzada por los camellos − la industria tabacalera y farmacéutica.

La mismísima manera de la que ha sido nombrada es suficiente para provocar miedo: 'ansiedad provocada por la retirada de la nicotina'. Cualquier experiencia cuya descripción incluye la palabra 'ansiedad' muy probablemente va a causar... err... ansiedad. La palabra 'ansiedad' incluye sinónimos como agonía, angustia, miseria y dolor. Incluso si nunca lo habías considerado como tal, ahora que sabes que vas a tener una experiencia llamada 'ansiedad por la retirada de la nicotina', está claro que esto es lo que esperarás padecer. Cuando hablas con tus amigos, ¿qué palabra empleas para describir tu experiencia? ¿La palabra 'ansiedad' por casualidad? Para muchos fumadores tan sólo pensar en la ansiedad que van a tener que sufrir, es suficiente para hacerles sentir... err...ansiosos. La sensación física correspondiente a la metabolización y eliminación de la nicotina por parte del cuerpo probablemente ha sido mal nombrada a propósito. Esta sensación de 'ansiedad' es la misma sensación con la que viven los fumadores 24 horas al día. Es lo que hace que sigan fumando. Sin embargo, los síntomas son tan leves que todos los fumadores hemos podido dormir de un tirón a pesar de ellos. Vamos a explicarlo de otra manera. Esta ansiedad es tan leve, que ni siquiera te despierta mientras estás dormido. Sin embargo, es el miedo a esta misteriosa ansiedad y el malentenderla lo que mantiene tan asustados a muchos fumadores que ni siquiera intentan dejarlo.

La expresión "síndrome de abstinencia" es otra maravillosa manera de obligarnos a seguir despistados. Lo he verificado en el diccionario y encuentro que los sinónimos para la palabra 'abstenerse' incluyen: privarse, prescindir de, renunciar, inhibirse, contenerse. De manera que si no creías que había que sacrificar algo, entonces la mera expresión 'abstenerse' ayudará a cambiar esto. 'Abstenerse de algo' implica directamente que estás haciendo una especie de sacrificio; puede que sea un sacrifico para conseguir un bien mayor, pero sigue siendo un sacrificio. Tal vez, el ejemplo más conocido de la abstinencia es el sexo. El Papa Benedicto XIII y otros muchos papas dejaron bien claro que deberíamos abstenernos al sexo fuera del matrimonio. Incluso en España e Irlanda, países fuertemente católicos, la idea de la abstinencia ha sido un fracaso espectacular. (¡Ni siquiera los monaguillos se han escapado de curas incapaces de abstenerse!) Incluso en países como Afganistán e Irán, donde el castigo para la no-abstinencia (del sexo ilícito) muchas veces consiste en una horrorosa ejecución pública con piedras, las personas aun así son incapaces de abstenerse. ¿Por qué? La idea de abstinencia es sinónima a sacrificio y renuncia. Implica que tienes que sacrificar un auténtico placer o ayuda en la vida por algún bien mayor tal vez − durante la Cuaresma, por ejemplo. El efecto es instantáneamente hacer parecer que algo sea más atractivo. La palabra abstinencia claramente no es aplicable al dejar de fumar. Te demostraré que en realidad fumar no proporciona ni un solo beneficio al fumador. La idea de la abstinencia no se puede aplicar al dejar de fumar ya que no se sacrifica nada y no se renuncia a nada.

En este libro cuando hablo del mono, no me refiero al gran drama, sufrimiento y mal humor que los fumadores sufren cuando intentan dejar de fumar 'por cojones'. Los síntomas físicos son esto: *físicos*. No es un hábito, tampoco es algo psicológico; es sencillamente una sensación que se siente más o menos en la zona de la boca del estómago. Es un efecto secundario del proceso que el cuerpo emprende para metabolizar y eliminar la nicotina. (Para más información sobre la nicotina y cómo afecta al cuerpo, te remito a la Referencia 5.)

El cuerpo tarda entre tres y cinco días en eliminar la nicotina después de apagar tu último cigarrillo. Por tanto, el mono físico durará entre tres y cinco días. (Decimos hasta cinco días para permitir cualquier posible margen de error). Una vez la nicotina haya sido eliminada del cuerpo, ya no es posible experimentar síntomas físicos producidos por la retirada de la droga.

Los fumadores han vivido con el mono desde que empezaron a fumar siendo niños o jóvenes – en el colegio, la universidad o en la 'mili', por ejemplo. La mayoría de los fumadores no habrán experimentado la vida de adulto sin esta sensación física constante producida por la retirada de la nicotina. Es como un ruido de fondo al cual te has acostumbrado tanto que la mayor parte del tiempo, es invisible o si te vuelves consciente de ello, normalmente lo malinterpretas por otra cosa– como nervios, estrés o hambre. Sientes como si te faltara algo – un malestar leve, una irritación molesta.

Es tan leve, que incluso con todas estas pistas, puede que aún no puedas identificarlo. Es muy parecido a la sensación normal de hambre. Hay días que no puedo comer durante la mayor parte del día. Sobrevivo sin dolor ninguno pero he observado que después de demasiado tiempo sin comida (especialmente si está disponible pero por la razón que sea no puedo comer), encuentro que me vuelvo más irritable, poco capaz de concentrarme. Esto es muy parecido a lo que ocurre con los síntomas físicos producidos por la retirada de la nicotina. Un comentario típico de nuestros clientes después de dejar de fumar con nosotros es que los síntomas físicos producidos por la retirada de la nicotina fueron sorprendentemente leves o incluso que no existían. Estas exclamaciones de sorpresa normalmente las hacen los fumadores que sufrían mucho en sus tentativas anteriores. Sin embargo, una vez se aclaran sus ideas, no pueden creer lo fácil que ha sido.

Entonces, si aún te preocupa el famoso mono, relájate. Lo que encontrarás (si no lo sabes ya) es que los síntomas producidos por la retirada de la nicotina son, de hecho, muy leves. Generaciones de fumadores han fumado y muerto sin saber que han sido adictos a una droga.

Cuando yo empecé a fumar al final de los años sesenta, fumar se consideraba un hábito. Drogas como la heroína se consideraban 'drogas adictivas' pero fumar era un 'hábito'. Se empezaba a oír las primeras sospechas de que la nicotina fuera una droga adictiva a la vez que la industria tabacalera afirmaba públicamente que la nicotina no era adictiva. Consiguieron engañar al público durante mucho tiempo al enredar las cosas, principalmente mediante mentiras y medias-verdades hábilmente elaboradas (una táctica perfeccionada primero por la industria tabacalera y utilizada hoy en día por muchas industrias.) Dijeron que la nicotina no podía ser adictiva ya que no existe ningún efecto estupefaciente detectable que podrías tener con el alcohol o la heroína, por ejemplo. (*Lo que es interesante es que en el mismo momento en que decían esto las tabacaleras estaban perfeccionando el uso del amoniaco para potenciar la efectividad de la nicotina y como hacer más efectiva su administración en el cuerpo humano. El resultado de esto es aumentar la tolerancia del cuerpo a la nicotina, lo que a su vez hace que el fumador fume más – aumentando los beneficios de la industria.*) En los años sesenta y setenta la mayoría de los jóvenes fumaban. 'Todos sabían' que fumar era un hábito.

Geoffrey Molloy

El mono de la nicotina es tan leve que muchos fumadores sólo reconocen la sensación como un pensamiento: "tengo ganas de fumar" o "me apetece un cigarrillo". El 98% del sufrimiento y drama que sufren los fumadores cuando intentan dejar de fumar por cojones es psicológico. Sin embargo, uno de los temas preferidos de conversación con al menos la mitad de fumadores en cualquier sesión que impartimos son descripciones del terrible mono que sufrieron en tentativas previas de dejar de fumar. Confunden lo físico con lo que está pasando en la mente.

5

Si el mono es tan leve, ¿por qué todos hablan de lo fuerte que es?

Es porque confundimos la causa con los síntomas. Como he escrito antes, la sensación física es tan leve que ni siquiera te despierta cuando estás dormido. Muchos fumadores pueden pasar horas sin fumar. Muchos fumadores me han definido situaciones en las que simplemente no fuman, por ejemplo, muchos no fuman delante de los niños; otros nunca fuman delante de sus padres; otros nunca delante de no-fumadores o en vuelos de avión. Párate a pensar en ello durante un instante. Si el mono físico fuera tan fuerte, sería simplemente imposible no fumar en estas situaciones. ¡Piénsalo! Cuando la mente no está involucrada, por ejemplo cuando estás dormido, ni siquiera te das cuenta de que tienes mono porque es muy leve. Es sólo cuando se involucra la mente que las cosas empiezan a complicarse.

¿Cómo funcionan las drogas adictivas?

La nicotina es una droga adictiva de la misma manera que la heroína es una droga adictiva. Aunque cada droga adictiva tiene sus propias características, el proceso por el que el consumidor se engancha y por tanto se esclaviza a la droga es parecido. Hay dos fases principales: el efecto psicotrópico de la droga (el efecto que la droga tiene en ti (en el caso de la nicotina, mientras fumas)) y segundo, la fase de la retirada que corresponde a la eliminación de la droga por parte del cuerpo (el tiempo entre cigarrillo y cigarrillo).

El proceso por el cual la persona que emplea la droga se engancha y como consecuencia se vuelve esclavo a la droga es idéntico para todas las drogas. En esencia, cada droga adictiva crea un vacío en el adicto y el adicto erróneamente siente la necesidad de meter más droga en su cuerpo para intentar a llenar el vacío que la misma droga creó. Para entender cómo actúa este proceso, es importante que entendamos algunos mecanismos básicos del cuerpo humano.

El instinto más fuerte de toda criatura en este planeta es el instinto de sobrevivir y tener el mejor nivel de bienestar posible. Cada aspecto de nuestro comportamiento, cada cosa que hacemos está diseñado directamente o indirectamente para conseguir este fin. La responsable de regular toda esta actividad es una zona del cerebro conocida como el hipotálamo. Para nuestros fines, podemos dividir sus actividades en dos áreas:

Área interior: En su forma más básica, la supervivencia significa que hay que mantener las correctas condiciones en el interior de nuestros cuerpos para asegurar que todo funcione debidamente. Nuestros cuerpos funcionan con máxima eficacia dentro de ciertos límites y hay que controlarlos constantemente en respuesta a los constantes cambios del medio externo. Por ejemplo, los procesos químicos en nuestros cuerpos funcionan mejor bajo cierta temperatura: 37,0°C y con un pH de entre un 7,37 y 7,39 (nivel acidez/alcalinidad). También hay que controlar otros aspectos como los niveles de azúcar en la sangre y la hidratación. Nuestro maravilloso mecanismo de supervivencia asegura que en el momento en el que nos encontramos cerca de los límites en algún aspecto, el sistema simplemente hace que nos sintamos incómodos hasta que tomamos medidas para corregir la situación. Por ejemplo, si tenemos frío, nos sentimos incómodos hasta que nos ponemos más ropa. Si el nivel de azúcar en nuestra sangre es bajo, sentimos hambre hasta que comemos. Si estamos deshidratados, tenemos sed hasta que bebemos algo.

Amenazas externas. La supervivencia también significa que nos protegemos de posibles peligros y amenazas a nuestro bienestar. En su forma más primitiva significaba protegernos de animales que querían comernos. Para visualizar esto, imagina que estás paseando por el campo y de repente te encuentras cara a cara con un oso con hambre. Sospechas que el oso está pensando algo como, "¡Mmm! ¡Qué cosa más rica para comer!" Es imprescindible que seas capaz de reaccionar de modo rápido y eficaz. Tu vida, tu supervivencia depende de ello.

Recibes toda la información en cuanto a lo que ocurre en el mundo físico a través de tus sentidos. Sin embargo, es información en bruto y no significará nada hasta que tu mente la ordene y la interprete, cosa que hace empleando tus mapas mentales. Si ocurre algo que se percibe dentro de tu mapa mental como algo peligroso o que amenaza tu vida, tu cerebro envía una señal a tu hipotálamo, el cual a su vez, produce cambios químicos fuertes en tu cuerpo (por ejemplo, produce adrenalina y cortisol) y de repente verás que estás experimentando el miedo − algo tan incómodo que querrás hacer una de dos cosas: luchar o huir. Los cambios físicos incluyen un aumento de pulsaciones, respiración más rápida, un aumento en la tensión arterial, las pupilas se dilatan y la digestión se detiene.

Un aspecto importante del hipotálamo es que reacciona no sólo a eventos, sino también a pensamientos. Sólo imaginar una situación de peligro puede producir la misma respuesta física que una situación real de peligro. En el mundo actual, tal vez el sitio más común donde experimentamos esta reacción es en la carretera. Un susto cuando conduces, por ejemplo.

Este sistema de supervivencia es magnífico. Tomemos como ejemplo el hambre. El hambre no es un hábito, ni es psicológico; es químico. Cuando necesitas comida, cambios químicos en tu sangre informan a tu cerebro que necesitas comer. La sensación de hambre normal no es un dolor; es una sensación levemente insegura de vacío. Podemos sentir hambre y seguir con nuestras vidas. Con el tiempo el malestar llega a tal nivel que el comer se vuelve prioritario, especialmente si hay buena comida a mano. De hecho, la sensación de hambre es tan leve que es sólo cuando el olor de la comida llega a tu nariz (lo que significa que satisfacer el hambre ahora es posible) que de repente te vuelves consciente de tu hambre y el acto de comer se vuelve una prioridad. El mecanismo es maravilloso, asegurándose que comas (para que el cuerpo tenga suficiente combustible), pero sin causarte dolor. De hecho la mayoría de las señales de supervivencia actúan así – aunque no producen dolor, son muy insistentes.

Hay dos centros nerviosos importantes en nuestros cuerpos: el primero que conocemos todos es el cerebro; el asiento de la consciencia. El segundo yace en la zona de la boca del estómago. Es donde están centrados muchos mecanismos reguladores, pero aquí no hay consciencia. Sin embargo, tendemos a 'sentir' muchas de nuestras señales de supervivencia aquí. Por ejemplo, el miedo, la ansiedad, el hambre, el estrés – todos crean una sensación vacía insegura en esta zona. Se crea una sensación muy parecida cuando la nicotina se metaboliza y se elimina del cuerpo.

Empezamos a fumar por la manipulación mental, por la idea parasitaria malvada que se introdujo en nuestros cerebros, sin que nos diéramos cuenta de ello. Lo que hace que fumar sea aún más atractivo para un adolescente es que es un placer prohibido reservado para adultos. Durante la adolescencia añoramos parecer mayores, más sexys, tener más seguridad. La manipulación mental a la que hemos sido sometidos desde el nacimiento significa que cuando llegamos a la fase insegura de la adolescencia y estamos buscando una imagen, una ayuda, el cigarrillo ya ha sido establecido como candidato apropiado.

Probamos nuestro primer cigarrillo. Ninguno de nosotros decidió en este momento convertirnos en fumador el resto de nuestras vidas. La decisión fue la de fumar un solo cigarrillo experimental. Nuestro sistema de supervivencia también nos ayuda a evitar envenenarnos. Si algo huele o sabe horrible, o produce una reacción desagradable en tu cuerpo cuando se ingiere, esto es como tu cuerpo te comunica que te estás envenenando. Los primeros cigarrillos saben horribles; nos hacen toser, nos marean; puede que incluso nos hagan vomitar. Tu cuerpo te está enviando un mensaje muy claro: "¡AAAAAAARRRRRR! ¡Me estás envenenando! ¡Deja de hacerlo ahora mismo!"

Si no hubiéramos estado infectados por la idea parasitaria, esto sería el fin de la historia. Sin embargo, lo que ocurre es que todos los millones invertidos por la industria tabacalera, todo el malvado trabajo realizado por la industria de las comunicaciones para desarrollar e implantar la idea parasitaria en nuestras mentes ahora entran en juego, ayudados por supuesto por gobiernos apáticos o colusivos. A pesar de esta primera horrible experiencia, nosotros (como adolescentes inseguros) añoramos los maravillosos beneficios que nos han prometido (que en realidad eran mentiras cínicas y malvadas). Queremos tener más confianza en nosotros mismos, ser más sexys, parecer mayores, divertidos, atractivos. Por tanto en este contexto, los primeros efectos horribles de fumar nos parecen como una especie de reto, algo que tenemos que superar si queremos ser más atractivos, mayores, sexys y divertidos. Cuando yo empecé a fumar, la prueba 'de fuego' entre mi grupo de amigos fue poder inhalar y a la vez decir, "Arzobispo Makarios" y luego exhalar el humo a través de la nariz. ¡Cómo sufrí para poder hacer esto! – náuseas, tos y sentirme enfermo. La manipulación mental es tan efectiva que después de mucho sufrimiento y náuseas, finalmente conseguí superar el olor y sabor asquerosos y el efecto horrible en mi cuerpo, me sentía orgulloso por ser tan 'mayor'.

Si no has vivido como un ermitaño en una cueva hasta ahora, entonces muy probablemente habrás oído hablar que fumar es malo para la salud, que incluso puede matarte. Puede que incluso conozcas a un familiar o un vecino con tos permanente o a otro que está sufriendo síntomas de alguna enfermedad obviamente relacionada con el fumar. Sin embargo, aquel primer cigarrillo sabe y huele tan asqueroso que ni nos imaginamos que vayamos a engancharnos. O bien no pensamos nada en absoluto o pensamos algo cómo, "Esto sabe a mierda. ¡En la vida me voy a enganchar a esta porquería!" La horrible experiencia sirve para crear un sentido completamente falso de seguridad. Lo que es cierto es que nadie, cuando fuma aquel primer cigarrillo piensa, "Hmm, éste es el primero de los 500.000 cigarrillos que voy a fumar." O "A partir de este momento voy a fumar cada día de mi vida, apestando, arruinando mi salud, viviendo con miedo constante hasta que finalmente me mate." Creemos que sólo estamos fumando algunos cigarrillos experimentales y que de todos modos aún somos jóvenes y que nos sobra tiempo para dejarlo. Incluso si lo que dicen sobre los peligros es cierto, creemos que no pasa nada por fumar un poco y que lo habremos dejado mucho antes de que nos pueda afectar alguna de estas horribles enfermedades.

Cuando apagas aquel primer cigarrillo, tu cuerpo elimina la droga y experimentas una leve sensación insegura de vacío – de la que no te das cuenta inmediatamente; después de todo la inseguridad ha sido un acompañante más o menos constante durante la fase adolescente de la vida. Si enciendes otro cigarrillo durante el mono de la nicotina, de lo que te fijas ahora cuando enciendes el cigarrillo es que de algún modo te sientes mejor, un poco más relajado, con un poco más de confianza. Esto no es una ilusión; verdaderamente te sientes mejor que hace un momento pero la razón por la que te sientes mejor es por que el primer cigarrillo te hizo sentir peor (a medida que la nicotina se elimina de tu cuerpo.) Es sólo que no te diste cuenta. Tarde o temprano, por supuesto, tendrás que apagar el cigarrillo y ahora creas la próxima sensación de vacío e inseguridad. Otra vez, no te das cuenta de cómo crece esta sensación dentro de ti ya que está cubierta por sensaciones normales de inseguridad. Pero de lo que sí te das cuenta es que te sientes mejor cuando enciendes el próximo cigarrillo. La manipulación de tus mapas mentales, es decir, las ideas parasitarias plantadas en tu mente ahora están reforzadas por el parásito de la nicotina que acabas de introducir en tu cuerpo con el primer cigarrillo y muy pronto estás enganchado.

Poco a poco, fumar se vuelve no solo un 'placer' sino una obligación. No entiendes exactamente por qué fumar es tan importante para ti pero parece ayudarte. Parece ayudar en momentos difíciles y actuar como premio en momentos buenos. Pronto llegas a un punto en que se vuelve imprescindible tener cigarrillos a mano todo el tiempo. Ya no puedes imaginar encontrarte en una situación social sin fumar; no te sientes cómodo sin tabaco. Ahora estás envenenando tu cuerpo sistemáticamente. Tu cuerpo intenta defenderse creando más tolerancia hacia la droga nicotina.

La tolerancia adquirida es otro mecanismo defensivo de supervivencia. Si estamos constantemente expuestos a una toxina, nuestros cuerpos son capaces de adaptarse para protegernos. Es probable que hayas experimentado tolerancia adquirida con el alcohol y/o con el café. Con 16 años una sola cerveza era suficiente para que te sintieras 'piripi' pero ahora necesitarías bastante más para conseguir el mismo efecto. Lo mismo ocurre ahora con la nicotina. Tu cuerpo se adapta para protegerte. Esto significa que la misma cantidad de nicotina tiene menos efecto. En otras palabras, ahora cuando fumas un cigarrillo, no puedes aliviar completamente la inseguridad causada por el cigarrillo anterior y esto te deja sintiéndote insatisfecho. Aquí es donde los fumadores están en desventaja en comparación con los adictos a la heroína.

Los adictos a la heroína se dan cuenta pronto que entre dosis y dosis de lo que padecen es del mono producido por la retirada de la heroína. El mono de la heroína es fuerte, parecido a los síntomas de una gripe fuerte. La misma amiga que me inspiró a que finalmente dejara de fumar me comentó que también había experimentado con heroína (años atrás cuando aún era muy joven) pero que lo dejó cuando se daba cuenta cómo el mono se volvía cada vez más fuerte. Se dio cuenta también que no importaba cuánta heroína se tomaba, necesitaba cada vez más y con mayor frecuencia.

El fumador, por otro lado, es casi inconsciente del mono de la nicotina. Vive con la sensación constantemente, las 24 horas del día, durante la mayor parte de su vida de fumador. Su experiencia del mono de la nicotina es un simple pensamiento: "Me apetece un cigarrillo." A diferencia del adicto a la heroína que puede ver como su mono se vuelve cada vez más fuerte y como requiere dosis de heroína cada vez más grandes para aliviarlo, si el fumador se vuelve consciente de algo, será simplemente que le apetece fumar con cada vez más frecuencia. ¿Qué ocurre ahora? Al fumar más, su cuerpo se vuelve aún más tolerante a la nicotina y el alivio que experimenta cada vez es menor y la necesidad de fumar parece cada vez mayor. Para los ingenieros que estáis leyendo este libro, habéis creado lo que se llama un 'circuito positivo de reacción'. Intentas corregir la situación metiendo más nicotina en el sistema pero después del alivio inicial, acabas sintiéndote peor y por tanto fumas más, alejándote cada vez más del equilibrio que buscas. Vemos un proceso similar en nuestros caballos.

En nuestra finca tenemos que desparasitar los caballos varias veces al año. Los parásitos son lombrices, parecidas a la tenia-solitaria, que consiguen entrar en el sistema digestivo de los caballos mediante huevos pequeños que hay en la hierba que come el caballo. El caballo infectado con ellos come de modo compulsivo. El caballo no se da cuenta de que hay un parásito dentro de su cuerpo; sólo sabe que tiene hambre. Esto es porque el parásito necesita nutrirse y secuestra el mecanismo de supervivencia (hambre) del caballo para alimentarse. Sin embargo, por mucho que come el caballo, nunca es suficiente. Come para poner fin a su hambre pero cada vez que come, el parásito se vuelve más grande y tiene más hambre, lo que obliga al caballo a que coma aún más. Poco a poco el caballo tiene menos energía, se vuelve más flaco y más susceptible a enfermedades (mientras que el parásito se vuelve cada vez más grande, fuerte y cada vez más hambriento.) El caballo tiene menos energía y se encuentra menos capaz de resistir al parásito. Los caballos pueden morir si no son tratados a tiempo. Y ¿qué le da el parásito al caballo a cambio de todo este sufrimiento? Exactamente lo mismo que recibe el fumador por todo su sufrimiento: **Nada, ni una sola cosa.**

Cada fumador está condenado a sufrir este asqueroso proceso debilitante y letal. No hay otra cosa. Es todo lo que la adicción a la nicotina (fumar) es verdaderamente. El fumador seguirá fumando en el intento de aliviar el mono causado por el cigarrillo anterior pero, aunque siente un alivio momentáneo del mono, el efecto global es empeorar la situación: fumando cada vez más, volviéndose cada vez más tolerante, consiguiendo cada vez menos alivio, sintiendo cada vez más necesidad de fumar. Pronto la cantidad de nicotina que el fumador necesita para aliviar el malestar del mono excede la resistencia física de su cuerpo. El fumador ha llegado al límite lógico de este proceso, el cual es simplemente la capacidad física de su cuerpo para hacer frente al envenenamiento sistemático. Todos los fumadores llegan a este punto: fumando lo máximo que aguanta su cuerpo sin poder eliminar el malestar del mono de la nicotina completamente. Para algunos fumadores, puede que este límite signifique dos cajetillas al día; para otros tan sólo 5 cigarrillos al día. Es importante entender que el fumador ahora fuma todo lo que aguanta su cuerpo pero a pesar de esto, sigue sufriendo la sensación de vacío del mono constantemente.

Ahora el fumador empieza a experimentar fenómenos raros, como por ejemplo, apagar un cigarrillo y luego unos pocos minutos después, aun sabiendo que acaba de fumar, siente que no ha fumado. Otro ejemplo es cuando enciende un cigarrillo y luego se da cuenta que ya había otro encendido en el cenicero. Lo que me pasó a mí con frecuencia fue sentir que el cigarrillo que fumaba no era 'suficiente' y luego encender otro en seguida. Una vez llegues a la fase de tener un mono constante, nunca puedes aliviar el vacío del todo. Para el fumador, ya no se trata de querer o no querer un cigarrillo; se trata de organizar su vida según la próxima oportunidad para fumar. Todos los fumadores que han llegado a este punto, tendrán su día planificado según las varias oportunidades que tienen para fumar: con o después del desayuno, otro de camino hacia el trabajo, uno justo antes de entrar en el lugar de trabajo, otro en el descanso a media mañana, dos o tres a la hora de la comida, etc. Si no estamos seguros de cuando tendremos la próxima oportunidad para fumar, fumaremos un cigarrillo extra 'por si acaso', incluso si sabe a mierda.

¿Cómo dejo de dejar de fumar?

Como mencioné antes, el fumador no identifica la sensación insegura de vacío como el mono de la nicotina. La sensación creada por la retirada de la nicotina es parecida a la sensación de inseguridad o ansiedad que sentimos cuando estamos estresados, preocupados o ansiosos. El fumador, acondicionado por las ideas parasitarias (la manipulación mental), erróneamente cree que el cigarrillo le ayuda a hacer frente al estrés y tensiones de la vida. Cree que el cigarrillo le ayuda a relajarse en momentos estresantes y que es un pequeño premio en momentos sociales. Tarde o temprano, experimenta el deseo de dejar de fumar. Puede que haya fumado demasiado un sábado por la noche, o se dé cuenta de que fumar está afectando su capacidad para hacer deporte; o puede que alguien cercano esté sufriendo alguna enfermedad relacionada con fumar. Sin embargo, en el momento en el que piensa en dejar de fumar, siente pánico – un miedo oscuro, lo que llamo 'el síndrome del agujero negro'. Recuerda, normalmente hemos empezado a fumar muy jóvenes. Esto significa que nunca hemos vivido como adultos sin el vacío constante del mono de la nicotina. Creemos erróneamente que esta sensación de vacío está causada por la vida; que es el vacío que acompaña al estar vivo. Cuando el fumador ahora se plantea la idea de dejar de fumar, siente pánico. Piensa algo como, "¿Cómo voy a llenar este terrible vacío sin el cigarrillo para ayudarme?" Éste es el malentendido fundamental y letal de todos los adictos a la nicotina (fumadores). Lo que el fumador no entiende es que:

No es el cigarrillo el que llena el vacío; es el cigarrillo el que causa el vacío. La sensación de vacío es el mono de la nicotina.

El pánico y la ansiedad que el fumador siente cuando piensa en dejar de fumar consisten en un 2% de mono físico y 98% de miedo. Algunos fumadores han dicho, "Bueno, esto suena como buena explicación pero el pánico y la ansiedad física que experimento cuando dejo de fumar no son imaginarios; son muy reales." ¿Si el mono de la nicotina es tan leve, por qué tantas personas sufren tanto drama cuando dejan de fumar?

El hecho es que generalmente lo que experimentas está condicionado por tus expectativas. Tengo un maravilloso ejemplo. Hace tiempo una enfermera atractiva e inteligente acudió a una sesión para dejar de fumar. Era fumadora empedernida, fumaba dos paquetes al día de modo habitual. Nos contó la siguiente anécdota:

Después de haber trabajado durante muchos años en el turno de día en un hospital donde era fácil escaparse para fumar, cambió de trabajo para trabajar en turno de noche en otro hospital diferente. Un aspecto importante de su nuevo trabajo fue que durante ocho horas de trabajo, no iba a tener la posibilidad de escaparse para fumar. Esto le preocupaba, ya que durante intentos previos de dejar de fumar o abstenerse, se había 'subido por las paredes' y por consiguiente había empezado a fumar de nuevo.

Deseaba el trabajo, pero preocupada por no poder fumar durante ocho horas seguidas, compró unos parches de nicotina. Su razonamiento fue que los parches le mantendrían suficientemente dosificada con nicotina para reducir la severidad de la ansiedad física a un nivel aguantable. Al comienzo de su turno, mientras se ponía el uniforme, pegó un parche de nicotina 'extra' en el muslo. Trabajó las ocho horas. No fumó nada y no era consciente de ningún tipo de ansiedad física. Confesó que se sentía un poco 'diferente' pero no se alarmó, pensando que tenía que ver con la diferente manera en la que administraba la nicotina al cuerpo (parche de nicotina en vez de cigarrillo). Al final del turno se sentía contenta consigo misma. Estaba contenta de que su estrategia había sido tan efectiva; estaba convencida de que gracias al parche de nicotina, las ocho horas habían pasado sin ningún tipo de sufrimiento.

Fue sólo cuando se estaba cambiando de ropa que se dio cuenta de que el parche se había caído de su pierna y estaba pegado en el interior de los pantalones del uniforme. Calculó que esto tenía que haber ocurrido mientras se ponía los pantalones *por la mañana*, lo que significó que había trabajado durante ocho horas sin nicotina y sin sufrir. Fue en aquel momento cuando se dio cuenta de que el mono físico no fue el problema real y que gran parte del sufrimiento que había experimentado previamente había estado en su mente. Hasta este punto, aunque tenía amigos que habían dejado de fumar con nosotros, era escéptica creyendo que sin ayuda con el mono físico dejar de fumar sería difícil para ella, si no imposible.

Su experiencia le sirvió para demostrarle que el mono físico es el 2% del problema y que el mayor sufrimiento fue el miedo a algo que simplemente no existía, excepto en su mente. Me complace decir que dejó de fumar en aquella sesión y hasta hoy, está encantada de haberse liberado.

El mono no es más que una leve sensación insegura de vacío. Es parecido a la sensación normal de hambre normal. El hambre normal no es más que una sensación de vacío, de inseguridad que no causa ningún dolor. Sin embargo, es lo suficientemente insistente como para asegurarse de que comas. Forma parte de nuestro mecanismo de supervivencia.

Cuando dejas de fumar por cojones, es decir, empleando el mapa mental erróneo, sientes que te han obligado a renunciar a un auténtico placer o apoyo y como resultado el sacrificio te molesta o te irrita. Te comportas como un niño mimado. Sientes que 'no es justo'; que es tu pequeño placer, tu acompañante, un consuelo, "¡y ni siquiera me permiten esto!" También, te sientes cada vez más ansioso en cuanto a cómo vas a hacer frente a ciertas situaciones sin la droga que crees que te ayuda. Crees y estás seguro que va a ser difícil y sabes ciertamente que padecerás 'la terrible ansiedad producida por la retirada de la nicotina', que sólo puede ser aliviada por el cigarrillo. Obviamente, no quieres sufrir ningún tipo de ansiedad pero la creencia de que vas a sufrirla de todas formas, generará aún más ansiedad. Pero este malestar, aunque es físico, no está causado por la eliminación de la nicotina por parte del cuerpo, sino que está causado por el miedo a lo que podría ocurrir y las ideas erróneas que tenemos acerca de la vida sin tabaco.

¿Cómo dejo de dejar de fumar?

No estoy diciendo que la ansiedad sufrida por el fumador intentando dejarlo por cojones sea imaginaria. Los síntomas son reales pero es la causa de estos síntomas la que es imaginaria. En otras palabras, la ansiedad es creada por la manera en la que pensamos. Puede que esto te suene raro. ¿Cómo pueden ser reales los síntomas si la causa es imaginaria?

Existe una relación causal entre la mente y el cuerpo, es decir, el estado químico de tu cuerpo afecta la manera en la que piensas, la manera en la que percibes el mundo. Por ejemplo, me encanta montar en mi caballo Chico y muchas veces monto en la reserva natural cerca de nuestra finca. En una ocasión, íbamos por un sendero muy estrecho con un precipicio muy brusco de unos dos cientos metros a nuestra izquierda. No estaba preocupado, ya que Chico y yo llevamos varios años juntos y tenemos confianza el uno en el otro. Llegamos a un barranco que tuvimos que cruzar. Durante la maniobra, Chico (que pesa cerca de unos 500 kilos) casi cayó encima de mí. Esto me asustó bastante. Por un instante, sentí mi propia muerte. Después, seguimos por el mismo sendero estrecho. La caída al barranco me parecía considerablemente más peligrosa ahora. Ahora era consciente de que sentía más miedo. Nada había cambiado excepto el estado de mi cuerpo. Estaba cargado de adrenalina por completo. El estado químico de mi cuerpo alteró mi percepción.

Funciona al revés también. Lo que piensas afecta el estado de tu cuerpo. El hipotálamo no distingue entre circunstancias reales que ocurren en el mundo físico y el pensar en o imaginar una situación. Tu cerebro intentará preparar al cuerpo para la situación, no importa que sea una situación real o imaginaria. Esto se puede demostrar con algo tan sencillo como una fantasía sexual. Una fantasía sexual puede producir una erección muy fácilmente en un hombre. Sus circunstancias no han cambiado, sin embargo, un simple pensamiento ha producido un cambio importante en el cuerpo. Su cuerpo responde a sus pensamientos.

Otro ejemplo es una situación, la cual estoy seguro que todos hemos experimentado: la frustración de este pensamiento de preocupación que entra en tu mente a las 3 de la madrugada e impide que duermas. Te sientes cansado y sabes que necesitas dormir pero tu cuerpo no para quieto. El pensamiento ansioso produce el correspondiente estado de ansiedad en el cuerpo. Saber que no puedes dormir y que probablemente te sentirás cansado en esta reunión importante al día siguiente te hace sentir aún más ansioso y con aún menos probabilidad de dormirte.

La enfermera que he mencionado antes obviamente es una persona inteligente. Cuando intentaba dejar de fumar previamente había sufrido una 'terrible ansiedad física producida por la retirada de la nicotina'. Ésta es la razón por la que creía que si administraba nicotina a su cuerpo esto le ayudaría a reducir la ansiedad. Lo que quedó claro es que la intensidad de la ansiedad que experimentaba, no estaba relacionada con la eliminación de nicotina por parte de su cuerpo. Su creencia de que tenía puesto el parche de nicotina fue suficiente para eliminar el miedo y la ansiedad que normalmente sentía cuando intentaba no fumar, es decir, el miedo a tener que hacer frente a la vida sin su pequeño placer o muletilla y la idea de que la 'ansiedad' producida por la retirada de la nicotina sería forzosamente una experiencia intensamente desagradable.

La adicción a la nicotina no es nada diferente de la adicción a cualquier otra droga. El problema está en la mente del adicto. "Ah," dices, "¿Qué me dices del mono de la heroína?" Hasta que empecé a trabajar con adictos a la heroína (algo que ya no hago), yo también creía que el mono de la heroína era especial y tan fuerte que hacía a la heroína diferente. Los adictos a la heroína con quien he trabajado han descrito su mono como algo parecido a tener un gripazo fuerte. Piénsalo durante un instante. Si tuvieras por un lado la elección de sufrir una gripe durante una semana y por otro perderlo todo — familia, trabajo, respeto por ti mismo — ¿cuál elegirías? Ni siquiera necesitas cerebro para contestar. Incluso en el caso de la adicción a la heroína, el problema está en la manera en la que el adicto percibe la droga, las creencias manipuladas que tiene en cuanto a lo que la droga hace por él y el miedo a lo que él imagina que ocurrirá si no puede tener su droga.

Un gran error en nuestra sociedad ha sido clasificar la drogadicción como una enfermedad física que tiene que ser tratada por médicos. Este concepto erróneo del problema ha sido apoyado con mucho entusiasmo por la industria farmacéutica, la cual vende los fármacos para tratar los síntomas mal diagnosticados como la causa. Servicios de salud pública y privada por todo el mundo han malgastado cientos de millones de euros, dólares etc. en tratamientos de drogadicciones que no son eficaces, ni pueden serlo. No puedes cambiar las creencias ni las percepciones de un drogadicto con una pastilla o dándole aún más de la mismísima droga que causó la adicción en los principios.

6

La pesadilla se vuelve aún más terrorífica

El fumador se siente atrapado. No fue su intención convertirse en fumador, sino sólo probar algunos cigarrillos. Muy sutilmente, sin embargo, sin ni siquiera darse cuenta de lo que estaba ocurriendo, se encuentra enganchado; es fumador; es adicto a la nicotina. Cada vez que intenta dejar de fumar, o incluso sólo pensar en dejar de fumar, siente miedo. También tiene miedo a seguir fumando porque se da cuenta que está controlando su vida, arruinando su salud y podría incluso matarle. Ahora se encuentra atrapado entre miedos opuestos: tiene miedo a dejar de fumar y miedo a lo que podría ocurrir si sigue haciéndolo.

¿Qué hace el fumador, entonces? Tiene que seguir con su vida. Para poder hacer frente a la ansiedad y al miedo y seguir funcionando, empieza a racionalizar. ¿Qué significa la racionalización en este contexto? Básicamente es mentirse. Recuerda, las mentiras piadosas son las mentiras que decimos a otros para que se sientan mejor. La racionalización es el acto de mentirnos a nosotros mismos para que nos sintamos mejor. Si no fuésemos capaces de racionalizar, muy probablemente nos quedaríamos paralizados de miedo. El problema es que muy rápidamente empezamos a creer nuestras propias mentiras. No es difícil ya que nuestras mentes están constantemente manipuladas por el cine, televisión, etc, lo que sirve para reforzar la idea parasitaria original. Tampoco nos ayuda la complicidad que existe entre fumadores, el uno apoyando al otro: "No pasa nada por ser fumador. La gente que no fuma simplemente no sabe cómo pasarlo bien." "¡Ja! ¡Ya verás como pronto estarán prohibiendo el sexo!"

El miedo más grande que tenemos es que nunca seremos capaces de dejarlo. Muchos fumadores, igual que hacía yo, se prometen casi cada noche, "Basta ya. Mañana dejo de fumar." Por supuesto, esto es fácil de decir al final del día cuando estás saturado de nicotina y los demás componentes tóxicos del humo del tabaco encontrándote harto de sentirte enfermo y cansado aunque por la mañana no te sientes tan mal físicamente y el mono de la nicotina ha aumentado. (Si has dormido ocho horas, tu nivel de nicotina ha bajado al 3% de lo que era cuando te acostaste.) Ahora parece demasiado difícil. Para evitar el odio hacia sí mismo que la tentativa fracasada genera, el fumador muy probablemente intentará racionalizarla: "Bueno, esto no fue una tentativa seria. Lo intentaré *en serio* la semana que viene o en Semana Santa o durante mis vacaciones." Sin embargo, el daño se ha efectuado. El fumador cree en su corazón que no puede dejar de fumar, aunque sabe que es estúpido fumar. Para empeorar las cosas parece que todos sienten que tienen el derecho o incluso la misión de perseguir a los fumadores hoy en día. Tus hijos te ruegan que dejes de fumar; tu pareja no para de darte la lata; tus amigos te dicen que deberías dejar de fumar. Tu médico nunca pierde la oportunidad de decirte que tienes que dejarlo. Desconocidos totales ponen una expresión de asco y agitan la mano delante de su cara cuando enciendes un cigarrillo. El fumador se siente abusado, machacado, humillado, despreciado, criticado… De hecho se siente como una especie de leproso. Sigue el único camino abierto: adopta una postura defensiva y empieza a decir cosas como: "¡Me chifla fumar!" "Todo causa cáncer hoy en día." "¿Qué sentido tiene dejar de fumar con tanta contaminación en el aire?" "No merece la pena vivir la vida sin nuestros pequeños placeres."

Lo que hace el fumador ahora es un pacto faustiano, es decir, un pacto con el diablo. Se dice algo así: "Sé que ser fumador es asqueroso, peligroso y me cuesta una fortuna, pero al menos me ayuda con este vacío; al menos me ayuda a hacer frente al estrés y las tensiones de la vida." Su miedo se basa en este malentendido. *Recuerda, la sensación de vacío e inseguridad es el mono de la nicotina. El cigarrillo no llena ese vacío. Es la causa de ese vacío.* Uno de los muchos aspectos maravillosos de dejar de fumar es liberarte de esta sensación irritante de vacío constante. Después de unos años de fumar llegamos a creer nuestras propias mentiras. El miedo nos lleva incluso a defender el hecho de fumar ferozmente. Lo que recuerda el siguiente cuento taoísta:

Un hombre tenía la costumbre de tomar su café de la mañana en el porche de su casa observando pasar a la gente. Cada día veía como pasaba un perro. El perro era grande con un precioso pelo dorado y brillante que caminaba con brío y energía. El perro le recordó a otro perro que quería cuando era niño. Cada mañana anticipaba con ilusión ver al perro y se convirtió en parte de su día. Un día se fijo en que el perro no caminaba con la energía de antes. Parecía menos contento. Seguía observando y estaba claro que con los días el perro estaba cada vez más enfermo. Su condición se deterioraba. No sólo tenía un aspecto cada vez más cansado, sino que su pelo ya no brillaba. La salud del perro continuó deteriorándose y después y al cabo de unas semanas empezó a perder pelo. Cuando vio que le salían llagas en el cuerpo el hombre decidió investigar. Siguió el perro durante un rato hasta que el perro llegó a un sitio en donde desenterró un hueso y empezó a masticarlo. El hombre se alarmó al ver que mientras el perro masticaba el hueso, le salía sangre de la boca. Mirando de cerca pudo ver que el hueso que estaba masticando estaba cubierto de pinchos puntiagudos y que la sangre salía de las lesiones en la boca y encías causadas por el hueso. A pesar de esto el perro masticaba con aparentes ganas y placer. El hombre, horrorizado, intentó quitarle el hueso al perro pero el perro le gruñó protegiendo el hueso. El hombre estaba confuso: ¿Por qué se comportaba de tal manera, protegiendo algo que claramente le estaba haciendo tanto daño? De repente, se dio cuenta de lo que estaba ocurriendo: el perro creía erróneamente que la sangre que saboreaba procedía del hueso y por tanto hacía lo que podía para protegerlo. El perro estaba convencido de que el hueso era una fuente de placer y algo que necesitaba para vivir. En realidad, el perro estaba consumiéndose a sí mismo. La sangre que saboreaba era su propia sangre.

Afortunadamente hay una gran diferencia entre el perro en este cuento y el fumador. El perro está condenado a morir; no sabe otra cosa; no es capaz de saber otra cosa. El fumador, por otro lado, tiene la inteligencia de poder situarse 'fuera' del problema, analizarlo y entender lo que está ocurriendo, ver todo el timo por lo que es, ver que es todo una ilusión – que no se renuncia a nada en absoluto. En este momento, tiene la posibilidad de poder liberarse verdaderamente.

Puede que estés leyendo esto, pensando, "Sí, pero... Sí pero, es un auténtico placer fumar en ciertos momentos o verdaderamente me ayuda a relajarme, concentrarme," etc.

Vamos a explorar ahora algunos de estos así llamados cigarrillos especiales para que podamos realmente entender lo que causa estas creencias engañosas:

El cigarrillo después de una comida*: Éste es el cigarrillo preferido número uno para muchos fumadores. Hace unos años pasé una semana en el Reino Unido durante Navidades. Estuvimos en una cena navideña con otras 100-120 personas, sentadas en cuatro largas mesas. En aquel momento ya llevaba muchos años viviendo fuera del Reino Unido y tenía curiosidad por averiguar cómo habían cambiado las cosas en cuanto al fumar desde mi última visita. Fumar estaba permitido pero sólo una vez terminada la cena. La cena terminó y tuve curiosidad por saber cuántas personas estaban fumando. Al cabo de cinco minutos nadie fumaba. Después de unos minutos más, aún nadie había empezado a fumar. Empecé a pensar, "¡Mira! ¿Cómo han cambiado las cosas? Parece que ya nadie fuma en el Reino Unido." Sin embargo, al cabo de unos minutos, un señor sentado al otro extremo de mi mesa, encendió un cigarrillo lo que desencadenó una impresionante reacción en cadena. Dentro de unos segundos otros 35 o más fumadores encendieron sus cigarrillos. El gran alivio de poder fumar se veía claramente en las caras de todos los fumadores. En aquel momento vi varios aspectos irónicos de ser fumador con gran claridad:

El primero fue que la razón por la que los fumadores tardaron tanto en encender sus cigarrillos después de la cena es porque ninguno quiso ser el primero. De manera que mientras los no-fumadores estaban charlando felizmente y relajándose, los fumadores estaban tensos, esperando que otra persona encendiera un cigarrillo, luchando consigo mismos, desesperados por demostrar que "yo no soy el fumador más débil aquí. No voy a ser el primero. Sería terrible si yo fuera el único fumador." De manera que durante diez minutos los fumadores no pudieron relajarse ni disfrutar de la tertulia de sobremesa. Se sentían bastante menos felices y más estresados que los no-fumadores. Los fumadores, sin embargo, no lo veían así. Muchos, muy probablemente se sentían contentos, incluso con sentido de satisfacción de no ser el primero en encender un cigarrillo, por no ser el más débil. El razonamiento torcido de la adicción había convertido el sufrimiento en una victoria pírrica por encima de los otros fumadores, o al menos por encima del fumador que fue el primero en encender su cigarrillo. "¡Al menos no estoy tan enganchado como aquel!" Sin embargo, desde mi punto de vista de no-fumador y persona que había sido fumador, sólo vi la esclavitud y sufrimiento de ser fumador.

Si en algún momento te encuentras en una situación parecida, en la que está permitido fumar en la mesa después de una comida, verás que los fumadores no son más felices que los no-fumadores; no tienen un placer extra. Es simplemente que el fumador no puede sentirse normal, relajado y feliz si no puede fumar. De hecho puede volverse irritable e infeliz muy rápidamente. Cuando observas a fumadores en una cena, lo que se ve claramente es que el comer empieza a interferirse con el fumar. Cuando yo fumaba, muchas veces quería que se terminara la comida de una vez para poder escaparme y fumar. Me acuerdo perfectamente de la irritación que sentía si me encontraba con alguien que comía despacio y como transmitía mi impaciencia de algún modo u otro.

¿Dónde está el placer en esto? Igual que cualquier adicto, el fumador ve las cosas opuestamente a cómo verdaderamente son. Lleva gran parte de su vida con el vacío causado por el mono de la nicotina. No ve que cada vez que fuma sólo está aliviando el mono de la nicotina causado por el cigarrillo anterior. No entiende por qué; es sólo que se siente mejor cuando fuma. Es como un pez de colores que no tiene ningún concepto del agua. El pez no sabe lo que es el agua porque se encuentra ahí siempre. Para él es invisible.

Aunque no estoy a favor del instrumento contundente de las prohibiciones y castigos (la educación podría ser más complicada pero más efectiva), ahora que en muchos países los fumadores necesitan salir fuera para fumar donde haga frío o llueva tal vez, cada vez más fumadores se están dando cuenta de que fumar no es un placer, sino una obligación, una especie de esclavitud. A la industria tabacalera, igual que los peores negreros de antemano, no les importa nada si tú tienes que morir, sufrir enfermedades horrendas o sólo sufrir una pésima calidad de vida, siempre y cuando sigas comprando tabaco.

Algunos fumadores justifican el fumar diciendo que tiene algún beneficio social. Puede que este argumento hubiera podido colarse cuando tenías quince años (Aunque la realidad es que el joven que es capaz de resistir la presión social y negarse a fumar, tiene mucha más probabilidad de ganar el respeto de sus compañeros − algo que el adolescente inseguro no puede ver.) Pero hoy en día es lo contrario. Para poder fumar, tienes que levantarte de la mesa, apartarte de los amigos, la conversación, del calor del compañerismo y estar de pie fuera, lo que − mires por dónde lo mires − no es nada social. Los fumadores no disfrutan de fumar después de una comida; es sólo que no pueden sentirse tan felices o relajados como los no-fumadores si no pueden fumar. Te lo pregunto otra vez: ¿Qué placer hay en esto?

¿Te has dado cuenta de que los cigarrillos que parecen ser los más placenteros son aquellos que fumas cuando has tenido que esperar? Cuanto más tiempo tienes que esperar, mejor parece. ¿Por qué? Después de todo, los cigarrillos son asquerosos, apestosos y tóxicos. El premio no es el cigarrillo. No lo fue. Los fumadores fuman para aliviar la sensación, la irritación del mono de la nicotina y cuanto más tienes que esperar, tanto más aprecias el alivio. Es parecido a llevar un largo rato sin comer; cuanto más tiempo has tenido que esperar, tanto mejor parece cuando finalmente puedes comer. Todos tienen sus comidas preferidas para aliviar el hambre. Pero si tienes suficiente hambre, te vuelves menos quisquilloso en cuanto a lo que comerías o no. La gran diferencia es que la comida es algo que necesitamos para sobrevivir; es combustible y material de mantenimiento vitales. La nicotina y los miles de compuestos químicos en un cigarrillo son altamente tóxicos y venenosos. Te sientes mejor cuando enciendes un cigarrillo sólo porque el cigarrillo anterior te hizo sentirte peor.

¿Y qué pasa con la concentración? Durante toda mi vida de ser fumador y cuando empecé a trabajar con fumadores en España durante los años noventa, se permitía fumar en casi todos los sitios. Muchos fumadores estaban convencidos de que no podrían concentrarse sin un cigarrillo, simplemente porque nunca tenían que hacerlo sin fumar. La mera idea de la concentración o la creatividad sin un cigarrillo fue suficiente para que muchos empezaran a agobiarse. ¿Por qué? La razón es sencilla. Para poder concentrarse en cualquier tarea, primero tienes que eliminar todo lo que podría distraerte. Un fumador tiene la distracción constante de que su cuerpo añora la nicotina. Es muy usual hoy en día ver a un fumador que pasea de lado a lado delante de su lugar de trabajo hablando con su móvil. Aparte de transmitir a su jefe el mensaje, "puede que esté fuera fumando, pero mira, estoy trabajando," cuando enciende su cigarrillo, puede centrarse mejor que hace un momento, pero incluso mientras está fumando no puede concentrarse tan bien como lo haría si fuera no-fumador ya que, incluso con su cigarrillo encendido, sólo puede aliviar su mono parcialmente. Aparte de esto, cuando fumas, no puedes evitar reducir la cantidad de oxígeno disponible para tu cerebro, lo cual claramente reduce tu capacidad para concentrarte.

Hace unos años, una pintora profesional acudió a una sesión. Fumaba mínimo dos cajetillas al día. No paraba de repetir, "Quiero dejar de fumar, pero ¿cómo voy a poder trabajar sin tabaco? Para mí fumar forma parte de mi proceso creativo. No sé si voy a poder ser creativa o concentrarme sin fumar." Está claro que estaba muy preocupada por esto. Sin embargo, le habían diagnosticado los primeros síntomas de un enfisema. Unos tres meses después de la sesión nos llamó para comentar que estaba absolutamente encantada de haberse liberado de su adicción a la nicotina. Además, explicó que se sentía más creativa, que tenía más energía y que se sentía más capaz de concentrarse que antes cuando fumaba. Simplemente no podía entender cómo fue capaz de trabajar siendo fumadora:" Perdí tanto tiempo y energía fumando, todo porque creía que no podía trabajar sin fumar − asombroso ya que en realidad es lo contrario. Ahora trabajo muchísimo mejor." Expresó un punto muy importante sobre fumar y la drogadicción en general: lo que creemos mientras estamos enganchados, normalmente es lo opuesto a la realidad.

61

Geoffrey Molloy

Tal como explicó la pintora, fumar no te ayuda a centrarte más. Piensa en la típica situación de estar en el cine mirando una película o de asistir a una presentación donde fumar está prohibido. Antes de entrar, el fumador fumará lo que calcula que le será necesario para poder aguantar la presentación – puede que sea sólo uno, puede que dos o tres. Ahora, en el caso de que la presentación o película tardase más tiempo de lo previsto, entonces el fumador se volverá irritable muy rápido y no podrá concentrarse, ya que se estará preguntando cuándo podrá fumar un cigarrillo. Vamos a imaginar que el fumador puede escabullirse para fumar un cigarrillo, volverá siendo más capaz de concentrarse.

De manera que en su mente, el cigarrillo le ha ayudado a concentrarse. La realidad es lo contrario; fue el cigarrillo que le impidió concentrarse en primer lugar e, incluso una vez haya fumado, seguirá sin poder concentrarse tan bien como lo haría si fuera no-fumador. Como siempre el punto de vista del fumador es lo opuesto a la realidad. Esto no sorprende, ya que, igual que el águila en el cuento taoísta, simplemente no sabe otra cosa. El fumador lleva viviendo con el mono, la añoranza constante y distracción, toda su vida de adulto. Para él es normal; es invisible. No ve la realidad: lo único que consigue de un cigarrillo es un alivio parcial de los síntomas de mono causados por el cigarrillo anterior.

La industria tabacalera depende de esta confusión y reforzará la idea cuando quiera y le sea posible. Durante los años 70 y 80, la publicidad de tabaco en revistas muchas veces alardeaba de que su marca particular de tabaco daba 'plena satisfacción'. Piensa, algo sólo puede satisfacer si hay una condición pre-existente de insatisfacción. ¿Cuál podría ser, por casualidad, la causa de la insatisfacción pre-existente? ¡El mono de la nicotina, por supuesto! El fumador fuma para intentar aliviar el sentido de insatisfacción causado por el cigarrillo anterior. No se renuncia a nada. No se sacrifica nada en absoluto.

Cada vez que el fumador se plantea la idea de dejar de fumar, lo que normalmente le viene a la mente, son situaciones imposibles de imaginar sin un cigarrillo. Muchos fumadores, en algún momento de la sesión, mencionan lo que para ellos sería la 'prueba de fuego': "Si mañana por la mañana puedo tomar mi café sin fumar un cigarrillo, entonces sabré que soy no-fumador verdaderamente." Sin embargo, el comentario preferido número uno es, "Puedo imaginar muchas situaciones sin tabaco pero encuentro tan difícil imaginar una copa sin fumar. Si este fin de semana, cuando salga de juerga con mis amigos fumadores, puedo pasar toda la noche en su compañía y no fumar, entonces sabré que soy un verdaderos no-fumador."

Mientras que la mecánica de la adicción es la misma en todos los fumadores, cada persona, como se dice, es 'un mundo'. Una persona nerviosa cree que fuma para calmar los nervios. Puede que otros crean que fuman porque les ayuda a concentrarse. Algunos sólo fuman durante la semana para hacer frente al estrés relacionado con el trabajo, mientras otros sólo fuman los fines de semana cuando no tienen estrés. Es realmente fascinante como en la misma sesión, muchos fumadores afirmarán fumar por motivos y efectos completamente opuestos mientras que muchas veces el mismo fumador afirmará que fumar le da efectos completamente opuestos en diferentes momentos del día. O bien, la nicotina es una droga verdaderamente milagrosa que inmediatamente debería ser fácil conocer a los fumadores. No me refiero a que tienden a apestar a ceniceros gigantes y tener menos energía, sino que quiero decir que si la nicotina verdaderamente aportara todo lo que la industria y sus cómplices de las comunicaciones quisieran que creamos, los fumadores serían identificados en seguida, ya que siempre tendrían cara de estar satisfechos, nunca mostrarían señales de estar estresados, poseerían superpoderes de concentración, nunca estarían aburridos y por supuesto parecerían sumamente 'modernos'. ¿Conoces a algún fumador que encaja con esta descripción? ¡Yo tampoco! Fumar no aporta ni un solo beneficio. Ni uno solo. No se renuncia a nada.

Vamos a tomar como próximo ejemplo los cigarrillos sociales. Cuando salimos, sobre todo durante el fin de semana, a un bar o una fiesta, nuestro objetivo es pasarlo bien, lo que significa tener un 100% de bienestar. Dejamos nuestros problemas de trabajo en el trabajo. Es probable que nos hayamos lavado los dientes, duchado; hayamos comido algo, olamos divinamente y nos hayamos vestido de manera que sabemos nos hace irresistibles. De manera que, incluso antes de salir por la puerta de casa, hemos eliminado la mayoría de cosas que podrían bajar nuestro nivel de bienestar. Te encuentras en tu sitio preferido, con buena música, en un ambiente acogedor. Los camareros son atentos; estás rodeado de amigos que te quieren. En esta situación tienes un 100% de bienestar, ¿verdad? Bueno, esto es posible si no fumas. Si fumas, sin embargo, tendrás esta sensación irritante de mono de la nicotina y por tanto, encenderás un cigarrillo. Parecerá muy especial ¿Por qué? Porque es un momento muy especial para no-fumadores también. Ellos también han dejado sus problemas en el trabajo, han pasado por el mismo proceso y con toda probabilidad están disfrutando de un 100% de bienestar. El fumador estaría disfrutando también si no tuviera aún esta sensación irritante de mono de la nicotina. Cuando enciendes un cigarrillo verdaderamente parece uno de los mejores – uno de los especiales. Pero el momento fue especial de todos modos e incluso mientras estás fumando el cigarrillo, tu nivel de tolerancia significa que no puedes eliminar todo el mono de la nicotina. Y por supuesto, uno no es suficiente y pronto enciendes otro y luego otro. De hecho, dentro de poco ni siquiera estás fumando conscientemente; estás fumando automáticamente. El acto de apagar y encender cada cigarrillo se vuelve automático ahora. Lo que está ocurriendo de verdad es que, aunque no llegas al 100%, en el fondo tienes una sensación de leve pánico que te lleva a seguir fumando sólo para seguir siendo feliz.

Lo que complica las situaciones sociales es la introducción del alcohol a la ecuación. Muchos fumadores creen erróneamente que haya alguna conexión psicológica entre el alcohol y el tabaco; que el alcohol te incita a fumar. No es así. Hay muchos no-fumadores o ex-fumadores que pueden beber alcohol o pasarlo bien sin beber alcohol. El alcohol tiene el efecto de disminuir o eliminar las inhibiciones de manera que ya no intentes controlar el consumo. El fumador que ha dejado de fumar con sentido de sacrificio pasará su vida intentando resistir la tentación de fumar, puede que con algo de éxito. Sin embargo, una vez haya ingerido suficiente alcohol, sus inhibiciones desaparecen.

El alcohol sólo puede descubrir un deseo pre-existente de fumar; no crea el deseo.

El alcohol actúa también como analgésico. El fumador sale para pasarlo bien y a la puñeta las consecuencias – bueno, 'sólo esta noche'. Tal como he escrito antes los fumadores fuman lo que sus cuerpos tolerarán. El efecto analgésico del alcohol significa que puedes fumar más sin sentir los efectos hasta el día siguiente. Una experiencia común para muchos fumadores, después de salir de juerga un sábado por la noche y fumar el doble de lo que normalmente fuman, es que son incapaces de fumar durante la mayor parte del domingo, no porque tienen cojones más grandes los domingos, sino porque están tan saturados de todas las toxinas del cigarrillo que la mera idea de fumar un cigarrillo provoca una sensación de nausea.

Observa a los fumadores en esas situaciones sociales. No disfrutan de cada cigarrillo. Están fumando automáticamente; ni siquiera se dan cuenta de que están fumando. Sólo existe la compulsión, el deseo de mantener su nivel de bienestar disminuido. Por supuesto, esta situación puede cambiar rápidamente si se dan cuenta de que se están quedando con pocos cigarrillos o si no está permitido fumar. Entonces se vuelven rápidamente irritables, de mal humor y se sienten incómodos. Fumar no puede hacerte más feliz. Ni siquiera puedes sentirte tan cómodo como el no-fumador pero si no está permitido fumar, rápidamente la fiesta se estropea.

Cuando éramos niños nos manipularon para que creyésemos que fumar nos haría más atractivos, sexys; más modernos y que nos daría valor. Una vez estés enganchado, este mensaje se refuerza para que sigas enganchado.

Los fumadores están constantemente manipulados para creer que, aunque fumar es peligroso, aporta beneficios auténticos. Mientras tú sigas creyendo la mentira: que el cigarrillo aporta un auténtico placer, te ayuda a relajarte, concentrarte, etc, entonces, cada vez que intentas dejar de fumar, sentirás que están obligándote a que sacrifiques algo. También se utiliza para confirmar (especialmente a los jóvenes) que es guay, moderno. La idea de nunca poder fumar otro cigarrillo (ni siquiera uno, ¡ua, ua!) te hará sentirte privado. Tu actitud será. "Quiero fumar (sólo uno) pero ni siquiera puedo fumar uno. ¡No es justo! Mira estas creencias por lo que verdaderamente son; una manipulación cínica de tu mapa mental. La verdad es que no renuncias a nada. No sacrificas nada.

Hemos hablado de la manipulación que crea un sentido de sacrificio. Sin embargo, también existe una manipulación diseñada para impedir que incluso intentes dejar de fumar. Este segundo tipo de manipulación es lo que yo llamo **'Lavado de cerebro de la valla eléctrica'**. Déjame explicarlo:

En Cantabria donde vivo, en el norte de España, hay muchos caballos y muchas veces los caballos están encerrados en un prado con una valla eléctrica. En caso de que no sepas lo que es, una valla eléctrica consiste normalmente en una cinta por la cual están tejidos unos alambres muy finos que conducen la electricidad. Una vez conectada, la valla dará un calambre eléctrico feroz al animal que lo toca (caballos y humanos igualmente). El calambre no es peligroso pero normalmente un único calambre es suficiente para disuadir al caballo a escaparse. Una vez el caballo haya aprendido esto, el ganadero, para ahorrar, muchas veces desconecta la corriente y el caballo no intentará atravesar la valla. ¡Piénsalo! Un caballo que pesa 500 kilos, encerrado por nada más que una idea – una creencia. Hay similitudes fuertes entre estos caballos y los fumadores. El fumador se encuentra en una situación parecida. Lo único que le mantiene atrapado son sus creencias, nada más. Esto es la manipulación mental que nos dice:

- *Es casi imposible dejar de fumar.*
- *Para poder dejarlo vas a tener que sufrir (mucho).*
- *Muy probablemente te empeorará el carácter.*
- *Casi seguro engordarás.*
- *Nunca podrás ser libre.*
- *Echarás de menos el tabaco toda la vida.*
- *Una vez fumador, siempre fumador.*
- *Incluso después de todo este sufrimiento, casi seguro empezarás a fumar de nuevo.*
- *Todo este sufrimiento habrá sido en vano.*

Vamos a imaginar que no estamos hablando del dejar de fumar. Creo que estarías de acuerdo que si empiezas cualquier proyecto con esta serie de creencias, reduces tus probabilidades de éxito a casi cero. No necesito decirte qué proyecto, porque está claro que estas creencias creerán una actitud de pesimismo sin esperanza que condenará cualquier proyecto al fracaso. De hecho, si crees todo esto, muy probablemente ni siquiera te molestarías en intentar dejar de fumar. Es testimonio a la inteligencia y valentía de muchos fumadores que, a pesar de la 'valla eléctrica', muchos sí lo intentan y se liberan con éxito. Mira la manipulación mental como lo que es: nada más que una barrera imaginaria, la cual percibes de cierta manera y temes porque te han acondicionado así.

Cuando un fumador intenta dejar de fumar, son sus creencias las que crean el fracaso, no el fracaso el que crea las creencias. Sin embargo, empleará su experiencia del fracaso para reforzar su creencia pre-existente.

65

Estas creencias están basadas en los modelos mentales que nos han impuesto, sin que ni siquiera nos hayamos dado cuenta de ello, igual que el parásito que manipula el comportamiento de su huésped, la hormiga. La hormiga no recibe nada en absoluto, sólo una muerte bastante desagradable. (Me suena igual que el fumar.) El peligro es que no vemos estas ideas parasíticas como lo que son: lavado de cerebro y manipulación de nuestros mapas mentales para enriquecer a personas, organizaciones y empresas para las cuales (en contraste a lo que sugieren sus títulos y marketing) nuestro bienestar no tiene la más mínima importancia.

7

"Monkey see, monkey do" - Lo que el mono ve, el mono hace

Los otros fumadores son, muchas veces, los mejores vendedores para la industria tabacalera. El aspecto más triste de esto es que pagan para ser vendedores. Pagan no sólo con su dinero, sino también con la calidad de su vida, energía, vitalidad, libertad y respeto por sí mismos.

Para muchos de nosotros, nuestra niñez estaba llena de padres, tíos, tías y abuelos que fumaban. Muchos te dijeron, con un cigarrillo en la mano, "Hagas lo que hagas, ni se te ocurra empezar a fumar." El hecho es que todos desean no haber empezado nunca. Sin embargo, las acciones crean una mayor impresión que las palabras. Incluso si tu tío Pablo te dice cientos de veces que fumar tabaco es malo y peligroso, cuando ves como inhala humo profundamente dentro de los pulmones después de una cena, con aquella expresión de satisfacción en su cara, el mensaje que recibes claramente es que el Tío Pablo, sí consigue algún beneficio del fumar. No ves que es adicto a la nicotina. El hecho de prohibirlo sólo sirve para hacerlo más atractivo.

Las empresas tabacaleras reconocen el poder de la prohibición para hacer que algo parezca más atractivo para los adolescentes. Marlboro (sí, estoy hablando otra vez de estos capullos) organizaron una gran ofensiva publicitaria hace tiempo sobre no animar a los adolescentes a fumar. Lo que hicieron fue colocar varias advertencias en las cajetillas de tabaco y máquinas expendedoras de tabaco que consistían en mensajes tales como: 'Si eres menor de edad, no puedes fumar.' 'Fumar es sólo para adultos.' 'Prohibida la venta a menores de 18 años." ¿Puedes imaginar una mejor manera de hacer atractivo fumar para un adolescente inseguro? ¿Qué hizo el gobierno, u otras ONGs respetables como la Asociación para la Protección contra el Cáncer? ¡Nada! ¿Por qué no? Una posible explicación es que son idiotas, que no fueron capaces de entender que esto no fue más que una medida cínica por parte de Marlboro diseñada a propósito para enganchar a jóvenes. ¿De verdad es posible no percatarse de algo tan obvio? O tal vez tienen más interés en sí mismos y sus propias carreras (en ningún momento me refiero a los voluntarios que trabajan en estas organizaciones que son personas maravillosas y bienintencionadas). No tienes que mirar más lejos que la manera patética en la que se ejecutó la normativa anti-tabaco de 2006 en España. "¿Qué normativa anti-tabaco?" te escucho preguntar. Si no supieras que existía, habría sido imposible saberlo, observando el comportamiento de los fumadores para quienes había muy poca restricción en la mayoría de los bares, restaurantes y lugares públicos. Vimos incluso como la presidenta de la Comunidad de Madrid pudo retroceder las pocas restricciones de la normativa que fueron ejecutadas. (No nos olvidemos, que el objetivo de estas restricciones es proteger la salud de los no-fumadores que no quieren fumar ni pasiva ni directamente.) Me pregunto cuántas personas están enfermas ahora, cuántos jóvenes enganchados gracias a su influencia corrupta. Un resultado directo de su enredamiento cínico fue que empresas estatales que previamente habían eliminado el fumar de áreas públicas, reintrodujeron el fumar (tanto activo como pasivo) en las áreas comunales más importantes, por ejemplo, cafeterías. Muchos no-fumadores simplemente dejaron de ir a estos sitios.

El empleo de modelos a imitar es muy efectivo también – que sea el héroe o el héroe 'anti-autoridad'. Se me viene a la mente cierta película dirigida hacia chicos adolescentes inseguros – testosterona saliendo por sus orejas, con Vin Diesel en el papel principal. El personaje que interpreta es un tipo duro, macho medio-idiota que fuma constantemente. De hecho, Vin Diesel fuma tanto en esta película que podríamos ser perdonados por pensar que la película tenga como argumento principal el fumar y que sus aventuras sean secundarias.

Luego tenemos la venta tipo: 'Yo fumo porque soy intelectual' que sigue siendo asombrosamente popular aquí en España. Durante muchos años ciertos escritores han racionalizado que fumar de alguna manera forme parte de los credenciales de ser intelectual. Encaja con la escuela algo pretenciosa de creatividad de 'alma torturada'. Hace poco mi mujer recibió su revista del Círculo de Lectores. Muchas veces aparece la foto del escritor al lado del libro que quieren promover y en más de una ocasión el escritor posa con expresión que él claramente considera una expresión 'intelectual' con un cigarrillo en la mano. Estamos hablando no sólo de la vanidad, sino de la vanidad en su forma más patética. De verdad, ¿está la persona tan insegura de sí misma que necesita el tabaco para asegurarse a sí misma y a otros que en realidad es un intelectual auténtico? Da pena. Vayas donde vayas, encontrarás o bien a fumadores bienintencionados que intentan convencerte de que no lo hagas o al payaso en cuya mente existe la triste ilusión de que el cigarrillo o puro le hace parecer más especial. Pues sí, le hace parecer más especial, pero no de la manera que espera.

A muchos clientes cuando llegan a la sesión les preocupa cómo van a poder hacer frente a los fumadores cuando hayan dejado de fumar. Sin embargo, una vez dejan de fumar, normalmente se dan cuenta de que observar a los fumadores, lejos de actuar como tentación, les ayuda a reforzar su decisión.

Todos los fumadores quieren dejar de fumar. Sin embargo, a la vez, a todos les gustaría seguir fumando (al menos algunos cigarrillos especiales cada día). Da igual la adicción, siempre existe una especie de complicidad entre adictos. Todos los adictos saben por instinto (y muchas veces conscientemente) que están haciendo algo estúpido. Los fumadores no son una excepción. Un fumador solo, en la compañía de no-fumadores, se siente incómodo y algo absurdo. Sin embargo, en la compañía de otros fumadores, experimenta una especie de afinidad. Es un alivio no sentirse estúpido. Los fumadores tienden a apoyarse los unos a los otros hablando de tales cosas como lo injusto que son las normativas anti-tabaco, quejándose de su derecho a fumar. Estoy completamente de acuerdo. Los fumadores tienen el derecho a seguir fumando pero lo que no han pillado es que las normativas anti-tabaco no impiden fumar a los fumadores, sino que simplemente permiten que *las personas que no quieren fumar no estén obligadas a hacerlo*. El deseo y derecho de no tener que inhalar algo asqueroso y cancerígeno dentro de los pulmones, si no queremos hacerlo, normalmente se respetaría ¿verdad?

Aunque todos los seres humanos nos tiramos pedos, tirarlos cuando estamos sentados en la mesa comiendo, se considera de mala educación − es comprensible. Imagina estar cenando con una persona que insiste en que simplemente no puede disfrutar de una comida si no se puede tirar pedos entre plato y plato; o que un café simplemente no sabe igual de rico si no se puede tirar pedos a la vez. Mientras que aceptamos que es perfectamente normal tirar pedos, de que es humano tirar pedos, no se nos ocurriría comportarnos de esta manera o aceptar que otro se comporte de esta manera en la mesa o en otras situaciones sociales. Imagina ahora que alguien insiste no sólo en que necesita tirar pedos en la mesa, sino que además, te acusa de ser un inconsiderado o intolerante porque no quieres inhalar sus pedos. A diferencia del humo de segunda mano, los pedos generalmente no son cancerígenos.

Otra racionalización común (una opinión a la que me aferraba firmemente cuando fumaba) gira alrededor de la idea de que los que no fuman claramente son pobres seres aburridos que no saben cómo 'pasarlo bien'. Es probable que el fumador compare experiencias que ha tenido con ex-fumadores fanáticos o no-fumadores evangelistas. Se podrían describir estas conversaciones muy precisamente como sesiones de consuelo mutuo. Puede que digas que estas conversaciones no tienen importancia. Cuando era fumador, cuando llegaba a alguna fiesta, uno de mis primeros objetivos (inconscientes) era identificar a los otros fumadores y colocarme al lado de ellos. De esta manera me sentía más cómodo, entre 'compañeros adictos'. Esto no ocurre con otras cosas. Por ejemplo, me encanta comer mangos y también soy calvo pero cuando me encuentro en una fiesta no tengo necesidad ni deseo de buscar a calvos comedores de mangos para sentirme más cómodo. El hecho de ser calvo y comer mangos no me hace sentir estúpido y por tanto, no necesito que alguien me asegure que no soy estúpido.

Esta complicidad no puede existir entre fumadores y ex-fumadores. ¿Qué significa esto? Imagina la siguiente situación. Un grupo de amigos o compañeros que fuman, se consuelan los unos a los otros de que no pasa nada por fumar. Consiguen crear un sentido de "puede que fumemos, pero al menos sabemos como pasarlo bien". Hasta este punto, bien − compañerismo a través de la racionalización. Pero ¿cuál es la realidad?

La realidad es que lo que les une a los fumadores es su miedo a dejar de fumar.

Ahora, imagina que uno del grupo deja de fumar. Un día aparece de repente como no-fumador. Los fumadores le envidian (en secreto), también puede que se sientan algo incómodos y puede que un poquito traicionados. Las conversaciones anteriores sobre la necesidad de fumar, sobre la idea de que la gente divertida fuma o que fumar no es tan malo, ahora parecen un poco ridículas. La complicidad se ha evaporado. Puede que uno o dos del grupo se den cuenta de que siguen fumando por miedo. Puede que ahora se empieza a hablar sobre dejar de fumar. Es probable que exista en el grupo de amigos un fumador con cierta fama de ser rácano. Nunca en el recuerdo colectivo del grupo se le ha visto ofrecer un cigarrillo a otro. De repente, está al lado del ex-fumador ofreciéndole un cigarrillo como si nada, intentando tentarle a que vuelva a entrar en la pesadilla cancerígena apestosa otra vez. Algunas personas han dicho que estos fumadores tienen que ser unos malvados. No lo son, es sólo que se sienten muy incómodos, estúpidos y más débiles que el ex-fumador y su manera de hacer frente a esto es arrastrar a otros hacia abajo también.

Hay dos estrategias que utiliza la gente para sentirse bien consigo mismo socialmente: una es buscar lo mejor en los demás, verdaderamente apreciar y alegrarse por la buena fortuna de otra persona; aceptar sus propios fallos y mejorar la autoestima mejorándose a sí mismo. La segunda estrategia es criticar a los demás, sentirse mejor consigo mismo menospreciando a otros. El éxito de otra persona se ve más como una amenaza que como una inspiración. Desafortunadamente, la segunda categoría es más común. Todos somos capaces de los dos tipos de comportamiento. Todo tipo de adicción tiende a reforzar la segunda postura.

Los otros fumadores son, se den cuenta o no, vendedores para la industria del tabaco. El aspecto triste es que pagan por serlo. Pagan con su dinero que tanto cuesta ganar, con su salud, su vitalidad, su paz interior, su respeto por sí mismos, su libertad y desafortunadamente, en muchos casos, con sus vidas.

8
Conoce a tu enemigo

Hemos explicado cómo la masiva manipulación mental nos engancha y nos mantiene enganchados. El éxito de todo el tinglado criminal comprendido por la industria tabacalera y los ayudantes mercenarios de Satanás (la industria de las comunicaciones) se basa en la mejoría incremental de porcentajes. Si tienes una industria que vale miles de millones y 'mejoras' la efectividad de tu producto por tan sólo uno o dos por cien (enganchando a niños, consiguiendo que los adultos sigan enganchados, consiguiendo que fumen más, abusando del sistema legal, causando confusión en las mentes tanto de fumadores como de no-fumadores), esto se traduce en millones en términos de beneficios adicionales. Esto es precisamente lo que la industria tabacalera hace. Se invierten millones en mejorías incrementales para la efectividad. De manera que ahora es buen momento para conocer a tu enemigo. Debería empezar tal vez con un extracto de un documento interno de Philip Morris:

'Habría que percibir el cigarrillo no como un producto, sino como un 'paquete'. El producto es la nicotina. Piensa en el paquete de cigarrillos como un contenedor con dosis de nicotina suficiente para un día. Considera el cigarrillo como el dosificador para una unidad de dosis de nicotina. El humo es sin lugar a duda el óptimo vehículo para dispensar la nicotina y el cigarrillo, el óptimo dispensador de humo.' (Philip Morris 1972).

La tabacalera RJR también reconoce que está en el negocio de las drogas adictivas:

'En algún sentido, se podría considerar la industria del tabaco como un segmento especializado, altamente ritualizado y estilizado de la industria farmacéutica.' (RJR 1972)

Existen actualmente en la Unión Europea unos 600 aditivos autorizados incluidos en productos de tabaco. La regulación de estos aditivos es tan flexible que sólo las empresas tabacaleras pueden decir qué aditivos se encuentran en qué cigarrillos.

El mito es que el fantástico éxito de Marlboro como marca líder mundial se debía a una poderosa campaña de marketing. Esto no es totalmente cierto. El 'American Tobacco Institute' nos cuenta algo sobre la historia de la manipulación química de esta marca:

71

La manipulación química del tabaco empezó en serio a finales de los años sesenta. Philip Morris (los fabricantes de Marlboro) fueron los pioneros en emplear técnicas de manipulación en una época cuando era la empresa más pequeña de las seis tabacaleras más importantes en Estados Unidos. A mediados de los años setenta, se había dado vuelta a la tortilla y Philip Morris se había convertido en la empresa tabacalera número uno, responsable del 20% de ventas globales de tabaco y **más del 50% de ventas a fumadores de 17 años o menos**. La ingeniería invertida por parte de sus competidores les llevó a la conclusión de que este aumento de negocio se debía principalmente a la 'tecnología del amoníaco'. Cuando se añade amoníaco a la nicotina se potencia la absorción de la nicotina en el cuerpo del fumador. (Lo que es importante es que el aumento de la absorción no la detectan las máquinas de los laboratorios oficiales empleadas para determinar el contenido de nicotina de los cigarrillos.) ¿Qué significa esto? Cuánta más nicotina se absorbe, tanto más tolerante se vuelve el cuerpo; cuanto más tolerante se vuelve el cuerpo, tanto menos se alivia el mono; cuánto menos se alivia el mono, tanto más quiere el fumador fumar y *tanto más compra*. Esto provocó una carrera a la cual se apuntaron otras empresas tabacaleras para dominar la manipulación del tabaco. Hoy en día, los aditivos representan el 10% del peso de un cigarrillo.

En la actualidad, la manipulación del cigarrillo es una desalmada ciencia mortífera realizada a sangre fría. Se trata de un juego de porcentajes. En base a un análisis de la documentación interna de la propia industria, la acción de los aditivos se puede dividir en las siguientes categorías:

1. Potenciadores del efecto de la nicotina. Esto incluye pero no se limita a la adición de químicos tales como el amoníaco y meter más nicotina en la parte delantera del cigarrillo. Las dos técnicas están diseñadas para acelerar el efecto de la nicotina en el sistema nervioso.
2. Edulcorantes y chocolate hacen que el cigarrillo no sepa tan malo, especialmente para los que empiezan a fumar, los jóvenes.
3. Aditivos como el cacao y el regaliz se añaden porque dilatan las vías respiratorias, lo que permite una mayor absorción de la nicotina.
4. Sustancias para encubrir el olor y la visibilidad del humo de segunda mano. Esto no hace nada para reducir la toxicidad del humo pero es un intento de minar en el hecho de que fumar es cancerígeno y que afecta el sistema cardiovascular de fumadores pasivos.
5. Aditivos analgésicos que anestesian los efectos agravantes de pasar humo por la garganta. Esto viene a ser ni más ni menos que un sabotaje deliberado del mecanismo defensivo del cuerpo.
6. Sustancias y manipulaciones que engañan a las autoridades reguladoras en cuanto al contenido real de nicotina y alquitranes en el cigarrillo.
7. Manipulación genética de la planta de tabaco para aumentar la concentración de nicotina.

¿Cómo dejo de dejar de fumar?

Algunos aditivos son tóxicos en sí. Además, cuando se queman juntos diferentes aditivos, se forman nuevos productos de combustión que son tóxicos también. Como te dije a principios de este capítulo: 'Conoce a tu enemigo'.

Lógicamente estos hechos por sí solos deberían hacer que cualquier persona con al menos medio cerebro deje de fumar en seguida. Sin embargo, la manipulación mental y el miedo que crea son tan fuertes que mientras seguimos fumando, preferimos cerrar nuestra mente a estos hechos. La reacción de Fernando, un amigo fumador, es típica. En una conversación que tuvimos sobre el tema, le comenté los efectos del amoníaco, los dilatadores de bronquios, el uso de los analgésicos y la manipulación cínica por parte de las tabacaleras. Nada de esto provocó una reacción hasta que expliqué cómo manipulan el sabor para hacer el producto más atractivo para niños. En este punto me interrumpió para decir, "Ahora, ¡esto sí es serio!"

En el intento de ver la incongruencia de su reacción en su justa medida, imaginemos por un instante que no estamos hablando del tabaco, sino del queso. Imagina el horror que sentirías al descubrir que los fabricantes de queso estuvieran manipulando el queso, empleando aditivos tóxicos para hacerlo más adictivo; descubrir que cuando se calienta el queso produce compuestos adicionales tóxicos y cancerígenos que serían rechazados por tu cuerpo y que para combatir esto los fabricantes añaden sustancias químicas que impedirían que tu cuerpo reconociera que está siendo envenenado y que aproximadamente la mitad de las personas que coman queso sufrirán una muerte horrenda causada por el queso. ¿Cuál sería tu reacción a estas noticias horribles? Simplemente dejarías de comer queso en seguida, ¿verdad? Incluso si la industria del queso produciría una versión levemente menos tóxica ('lite' por ejemplo), aun así no estarías tentado a comer queso 'lite', ¿verdad?

Así que ¿por qué no reaccionamos de la misma manera con el tabaco? Sencillo. Es el miedo producido por la adicción a la nicotina, la idea de que no podremos hacer frente a la vida sin el apoyo de un cigarrillo o la idea de que de alguna manera no disfrutaríamos igual de la vida sin tabaco. La ironía de todo esto es que tuvimos que esforzarnos tanto para engancharnos al principio, vencer el olor y sabor horrible, la tos, el mareo y náuseas y a pesar de esto, unos años después, nos volvemos ansiosos en casa si no tenemos tabaco suficiente para pasar el día. La pregunta que te hago entonces es: ¿Qué es lo que ha cambiado? La droga no ha cambiado; es la misma droga que hace años; es sólo nuestra percepción de la droga lo que cambia.

Apatía, corrupción e intereses propios

Los esfuerzos por parte de la industria tabacalera serían en vano si no fuera ayudada por las mismísimas personas y organizaciones que existen supuestamente para protegernos. Hace poco, durante una sesión para dejar de fumar un señor se indignó bastante, diciendo, "Si lo que dices es la verdad, ¿por qué el Gobierno no hace nada?" El señor no hubiera hecho esta pregunta si hubiera sido consciente de la 'Regla de Oro. Recuerda:

Geoffrey Molloy

Aquel que tiene el oro hace las reglas.

Los impuestos sobre el tabaco y el alcohol son importantes fuentes de ingresos para el gobierno. Lo que es más, son fuentes de ingresos blandos. Por ejemplo, si el gobierno aumentara el IRPF en un 1%, esto se consideraría todo un escándalo, incluso veríamos manifestaciones en la calle. Sin embargo, cuando se aumentan los impuestos sobre tabaco en un 10% o 15%, no se escucha más que un pequeño gemido por parte de los fumadores y poca cosa más. Los fumadores sienten que 'necesitan' su droga y algunos sienten en secreto que la subida en el precio tal vez les ayudará a dejarlo. De una manera algo perversa otros sienten que lo merecen.

Una táctica que utiliza la industria tabacalera si no puede ganar un argumento (y es una técnica utilizada de forma efectiva también por otras grandes industrias), consiste en al menos enredar las cosas lo máximo posible. Investigaciones patrocinadas y subvencionadas por la industria se presentan cínicamente como estudios científicos (en realidad no es más que marketing) encargados de poner en duda tales aspectos como el peligro del humo de segunda mano o demostrar el 'efecto positivo' de patrocinar deportes; o para demostrar cómo la publicidad no es para enganchar a niños, sino para conseguir que los fumadores cambien de marca; o para demostrar que los fumadores son un beneficio económico para la sociedad. El argumento es el siguiente: Los fumadores pagan impuestos adicionales, tienden a no sobrevivir tantos años y por tanto cuestan menos a la sociedad. Por tanto, el efecto económico global es positivo. Aparte de ser de dudosa validez (existen otros estudios que demuestran un resultado opuesto), muchos estudios científicos (sobre todo en el área de 'Big Tabaco', 'Big Alcohol', 'Big Farma' y 'Big Alimentación' y cada vez más en la industria petroquímica), no valen para nada, ya que cada una de estas industrias se deja regir por la Regla de Oro. El dinero de 'Big Industry' se emplea directamente e indirectamente para influenciar, corromper e intimidar a los científicos supuestamente independientes, médicos y burócratas gubernamentales. Estas iniciativas cínicas están normalmente ideadas a sangre fría por los ayudantes despiadados de Satanás – la ubicua industria de las comunicaciones.

Es un reflejo triste sobre nuestra sociedad que la decisión en cuanto a si merece la pena hacer una cosa o no, esté determinada por el beneficio económico a corto plazo. No se tiene en cuenta el padecimiento involucrado, la falta de bienestar, el miedo, la incapacidad del fumador para realizar su pleno potencial. Estos efectos son mucho más dañinos para el individuo y para la sociedad a largo plazo.

Tradicionalmente los estudios científicos se consideran 'científicos' una vez hayan sido evaluados por otros científicos y/o médicos *independientes* y publicados en una revista científica reconocida. Hasta hace relativamente poco tiempo, un requisito imprescindible para tales evaluaciones fue que el científico responsable de hacer la evaluación tenía que demostrar su independencia de la industria que sería afectada por el estudio. Las revistas médicas principales han dejado de insistir en este requisito. ¿Por qué? Simplemente porque casi no quedan científicos o médicos independientes. Se ha vuelto demasiado difícil encontrar a científicos o médicos suficientemente independientes, es decir, que no han recibido dinero o regalos de las industrias responsables para los estudios que tienen que evaluar. Demasiados científicos y médicos se han beneficiado materialmente de estas industrias y excluir a aquellos que han recibido estos beneficios, significaría que no quedarían suficientes científicos para hacer este trabajo.

Después de la industria tabacalera, la industria que más se beneficia del fumador es la industria farmacéutica. Han ganado una inmensa fortuna vendiendo tratamientos nada efectivos que según muchos estudios **verdaderamente independientes**, pueden incluso reducir tus probabilidades de dejar de fumar. (Te remito nuevamente a la Referencia 1.) El hecho es que el 90% de los fumadores que dejan de fumar con éxito y permanecen sin fumar después de un año, lo hacen sin tomar ningún sustituto de la nicotina ni otro medicamento.

El timo más reciente es la venta de cigarrillos electrónicos. Si eres adicto a la nicotina, la industria farmacéutica quiere ser tu proveedor preferido. No quieren que dejes de fumar; quieren venderte **sus** drogas. Emplean su inmenso músculo económico para subvertir a ONGs, asociaciones nacionales y expertos no tan independientes para vender su producto. Lo que hacen es crear 'clubs' cerrados e íntimos que incluyen muchas veces miembros de la profesión médica para proteger sus intereses. Le pregunté una vez a un amigo médico sobre la efectividad de los medicamentos que recetaba. Me contestó que no tenía ni idea en cuanto a la efectividad de los medicamentos que recetaba ya que prácticamente toda su información provenía de los fabricantes de estos medicamentos o de los cuerpos que los financiaban.

El problema con la adicción a la nicotina es el mismo que con cualquier otra adicción; es principalmente psicológico. Es la manera en la que percibes la droga. No puedes cambiar lo que alguien cree con una pastilla. Sin embargo, estamos tan dormidos que aceptamos explicaciones casi-científicas que suenan creíbles (pero no son más que una especie de galimatías de marketing). Es tan desesperadamente triste cómo tantas personas sufren innecesariamente por nuestra mentalidad 'tómate una pastilla". El gran problema para la profesión médica es que normalmente tienen una única (y muchas veces no muy efectiva) herramienta. Muchas veces, la única persona que responde de la eficacia de la herramienta es el vendedor que lo vendió al principio. Repito las palabras de Maslow: 'Si tu única herramienta es un martillo, entonces todos tus problemas empiezan a parecer como clavos'.

En algunas ocasiones un cliente que ha entendido todos los argumentos dirá algo como, "Ojala hubiera sabido entonces, lo que sé ahora; nunca habría empezado a fumar. Nadie nos hablaba de que fumar fuese una drogadicción; lo veíamos como un hábito, nada más. Pero los jóvenes hoy en día simplemente no están expuestos a este tipo de manipulación mental ni en el cine, ni en la televisión. Se les dice muy temprano en la escuela que se trata de una drogadicción y que es muy peligrosa. Y aun así empiezan a fumar."

Vivimos en una sociedad que venera tontamente a los famosos. Los jóvenes en especial quieren emular a los famosos. No idolatramos a los grandes pensadores, a los científicos, escritores o líderes espirituales, sino que se concede demasiada importancia sobre las opiniones y acciones de actores y cantantes, muchos de los cuales viven vidas vacías, dependientes de drogas y en muchos casos amorales. Cuando se les pregunta a los jóvenes qué es lo que quieren hacer con sus vidas, muchos contestan, "quiero ser famoso" y cuando se les pregunta "¿para qué?" la respuesta es, "no me importa, sólo quiero ser famoso." Cito un poco más del American Tobacco Institute:

Fotografías de actores, actrices y modelos con un cigarrillo en la mano se han empezado a ver cada vez más a partir de principios de los años noventa. No importa la intención – para transmitir rebeldía, correr riesgos y desafío o para recordar el glamour de las estrellas del cine de los años cuarenta y cincuenta, o simplemente para escandalizar a la gente, el cigarrillo ha sido incluido como accesorio en la pasarela, en artículos de moda y en anuncios para ropa dirigidos a los jóvenes. La imagen de Marlboro se realza por ser la marca fumada públicamente por la modelo y actriz Jerry Hall.' No se trata siempre de alguna marca en particular, pero esto no disminuye el mensaje de que fumar es **glamuroso y que se vayan a hacer puñetas las consecuencias.**

A continuación cito a Hamish Maxwell de *Philip Morris Companies*:

Fumar se está posicionando como un hábito poco sano que ya no está de moda. Necesitamos emplear cada medida creativa a nuestra disposición para invertir esta corriente destructiva. Sin embargo, me anima el hecho de que cuando voy al cine veo cada vez más un paquete de cigarrillos en la mano de la actriz principal. Esto está en total contraste con la situación de hace tan sólo un par de años cuando rara vez se veía el tabaco en la pantalla. Tenemos que seguir explotando nuevas oportunidades para conseguir que los cigarrillos aparezcan en la pantalla y en las manos de fumadores.'

Algo más sobre Philip Morris:

En agosto de 2006, la juez federal Gladis Kessler, resolvió que Philip Morris USA junto con otras empresas tabacaleras, habían violado las leyes de crimen organizado al crear una empresa ilegal a escala masiva para defraudar a la población estadounidense y siguen haciéndolo. El fraude a gran escala descrito en la resolución legal incluye las negaciones que hizo Philip Morris de dirigir sus campañas publicitarias hacia la juventud.

El mismo Philip Morris USA que organiza anuncios animando a Hollywood a que no emplee sus marcas en sus películas, paralelamente organiza otra campaña publicitaria que cuestiona el hecho de que el humo de segunda mano cause cáncer de pulmón. Estos anuncios están firmados por "Youth Smoking Prevention" (Campaña Prevención Fumar Jóvenes) – una marca que pertenece a Philip Morris USA.

Sin embargo, según un estudio publicado, la realidad es que estas cuñas en la televisión, lejos de conseguir que los adolescentes no empiecen a fumar, tienen el efecto precisamente

¿Cómo dejo de dejar de fumar?

*opuesto: hacen que los adolescentes que los ven, tengan **más probabilidad de empezar a fumar**.'*

Esta manipulación mental cínica impregna todos los niveles y aspectos de nuestra sociedad y en general los gobiernos hacen poco para combatirlo; hasta los no-fumadores lo creen. Por ejemplo, no es inusual ver en bodas a los no-fumadores fumando los cigarrillos y puros regalados. Es obvio por la manera torpe en la que fuman que son no-fumadores. No les gusta pero lo harán, porque es 'sofisticado', es lo que hace la gente para celebrar algo. En estas situaciones, existe una presión social para fumar.

Aunque es más probable que te enganches durante la adolescencia, (gran parte del esfuerzo por parte de la industria tabacalera tiene como blanco específico a este colectivo), he conocido a algunos fumadores en mis sesiones que se engancharon más tarde. Por ejemplo, algunas personas empiezan a fumar en la universidad por la ilusión de que fumar alivia el estrés y mejora la concentración. Se enganchan rápidamente y descubren que en vez de conseguir una mejora en su concentración, llegan rápidamente al punto en que no pueden concentrarse sin un cigarrillo.

Uno de los casos más llamativos que he conocido fue el de un señor que empezó a fumar con 47 años. Había sido encargado de reestructurar una empresa dentro de un grupo. Fue una época muy estresante y era el único no-fumador en un equipo de seis mandos. Les preguntó por qué fumaban y contestaron que les ayudaba con el estrés. Pensó, "Pues, yo me siento estresado, puede que fumar me ayude durante estos próximos meses de estrés − parece ayudar a los demás." Cuando le conocí, este señor llevaba ya dos años fumando dos cajetillas al día.

Nunca subestimes lo verdaderamente malvadas que son las personas que dirigen la industria tabacalera y hasta qué punto, están dispuestas a actuar a sangre fría. Uno de los factores que más actúa a su favor es el hecho de que la mayoría de las personas simplemente no pueden creer lo malvada que realmente es. Por ejemplo, en Australia hace unos años, Marlboro montó una gran campaña sobre cómo no dirigen su marketing hacia los niños, mientras que paralelamente, como parte de una promoción, regalaban con cada paquete de veinte cigarrillos un monedero cubierto de lentejuelas, (justo lo que podría ser atractivo para una niña adolescente.) ¿Puedes imaginar cómo actúa esta gente? Tienen que buscar la forma de cómo enganchar a niños a una droga que arruinará la calidad de sus vidas y que la acortará muy probablemente. ¿Puedes imaginarte trabajando en comunicaciones para la industria tabacalera, dedicándote todo el día, día tras día, a averiguar cómo mentir a las personas para ganar dinero de ellos enfermándolos? Pues, esto es precisamente lo que hacen. No sé si verdaderamente existe tal cosa como 'el Karma', pero si existe, estas personas se reencarnarían en escarabajos estercoleros. Incluso esto sería mejor de lo que merecen.

Geoffrey Molloy

9

¿Por qué no un cigarrillo ocasional?

En primer lugar, tú, el lector, no puedes fumar unos pocos cigarrillos ocasionales. Si fuera así, no estarías leyendo este libro. Siempre pregunto en la sesión si alguien ha intentado reducir el consumo en algún momento. Todos lo han intentado en algún momento y normalmente describen la experiencia como una especie de tortura. Se vuelve una obsesión.

Existen tan sólo dos factores que determinan el número de cigarrillos que fuma el fumador habitualmente. El primero es la capacidad física del fumador para resistir el envenenamiento sistemático de su propio cuerpo. El segundo es la oportunidad. No hay más factores. La mayoría de las personas cree erróneamente que cuanto más fumas, tanto mayor es tu adicción y que un fumador que fuma más lo hace porque su adicción es más fuerte. Incluso se puede escuchar a médicos y psicólogos utilizar términos como 'fuertemente adictos' con autoridad. Son bobadas. No puedes medir el nivel de adicción de un fumador simplemente por el número de cigarrillos que fuma. El hecho es que los fumadores siempre fumarán lo máximo que aguantan sus cuerpos, siempre y cuando, tienen la oportunidad de hacerlo.

Tu cuerpo tiene tres líneas básicas de defensa contra el envenenamiento:

a) La primera es una advertencia de que te estás envenenando. Cualquier sustancia que sabe asquerosa o produce una reacción desagradable cuando la pruebas por primera vez es muy probablemente venenosa. En otras palabras – un sabor asqueroso, mareo, tos y vómitos significan, "¡No lo hagas! ¡Es un veneno!"

b) La segunda es la metabolización de la droga en una sustancia menos tóxica (en el caso de la nicotina el metabolito es la cotinina) y su eliminación a través de la orina, las heces, el sudor.

c) La tercera es la tolerancia. Si insistes en seguir envenenándote, tu cuerpo desarrollará una tolerancia a la droga. En esencia, tolerancia significa que la misma dosis de la droga tiene un efecto cada vez menor.

Muchas veces, acuden a nuestras sesiones fumadores que fuman sólo tres o cinco cigarrillos al día. Reservan su plaza y acuden a la sesión igual que cualquier otro fumador. Cuando el resto del grupo se entera de cuánto fuma al día, muchas veces un fumador empedernido que fuma unos treinta o más al día, pregunta, "¿Qué diablos haces aquí entonces? ¿Sueño con poder fumar 5 cigarrillos al día? Pagaría para poder fumar 5 cigarrillos al día." El fumador 'empedernido' cree erróneamente que la persona que fuma cinco al día tiene que estar contento con esta situación. Lo que descubrimos rápidamente es que todos los fumadores en la sesión (excepto los que están intentando reducir el consumo) fuman lo que aguanta el cuerpo, siempre y cuando tengan la oportunidad de hacerlo. Están en la sesión porque igualmente son adictos.

Algunos fumadores empiezan a sentirse mal cuando fuman más de cinco al día; otros necesitan fumar veinte para llegar al mismo punto, otros – cuarenta. La cantidad que fuman no dice nada sobre el nivel de su adicción.

El hecho es que todos los fumadores fuman lo que pueden, siempre y cuando tengan la oportunidad de hacerlo. Muchos fumadores sienten que si pudieran controlarse y fumar 3 ó 5 al día, serían felices. No es posible hacer esto sin acabar, tarde o temprano, fumando la misma cantidad o incluso más que antes.

Fumar es una drogadicción. Esto significa que tu cuerpo seguirá desarrollando una tolerancia hacia la droga y que tendrás que tomar dosis cada vez más grandes de la droga para conseguir un alivio cada vez menor. Tarde o temprano llegas al punto en el que no puedes aumentar la dosis más porque tu cuerpo simplemente no puede aguantar más. *En este punto sufres un mono constante.*

Para la mayoría de los fumadores la reducción del consumo es lo que hacen cuando no consiguen dejar de fumar completamente. Lo dejan durante un tiempo y empiezan a pensar cosas como, "Una calada no puede hacerme ningún daño." "Sólo fumaré este puro cuando cene con mis amigos los sábados por la noche." "Tiene que ser posible tenerlo controlado y fumar sólo cinco al día; es sólo cuestión de acostumbrarse." Llegados a este punto hay cuatro dificultades importantes:

1. El fumador ha dejado de ser fumador que quiere ser no-fumador y se ha convertido en ex-fumador que quiere ser fumador ocasional – lo que no es posible porque...

2. Tu cuerpo sigue desarrollando cada vez más su tolerancia hacia la nicotina. Si eliges fumar cinco cigarrillos al día (el límite más bajo que tú crees que puedes aceptar), entonces después de un tiempo el alivio que recibes será equivalente al alivio que consigues fumando cuatro cigarrillos. La tolerancia sigue aumentando; el alivio sigue disminuyendo. El fumador sufre una constante presión para aumentar la dosis, fumando más – lo que es triste cuando te das cuenta de que...

3. El fumador está deseando algo que no existe. La razón por la que quiso dejar de fumar fue porque no le gustaba ser fumador. Si fuera posible fumar sólo un poco, no habría intentado dejarlo por completo al principio. Recuerda, todos nos enganchamos con la

creencia equivocada de que podríamos fumar sólo un poco. Así que el otro error es la idea de que…

4. Si fumo menos, me sentiré menos enganchado. Si has probado esto alguna vez, sabrás que, lejos de sentirte menos enganchado, acabas pensando en ninguna otra cosa que no sea fumar. Te encuentras negociando constantemente: "Primero, termino de hacer esto, y luego fumaré un cigarrillo." O si has decidido fumar un cigarrillo cada hora, empieza a parecer que tu reloj está roto o que al menos va lento.

El fumador ahora ha creado una situación intolerable. Incluso si puede seguir controlándolo, fumando sólo cinco al día durante un tiempo con una disciplina muy estricta, tarde o temprano cruza la línea, posiblemente en una situación estresante o en una fiesta. Su consumo se aumenta y de repente se da cuenta de que se encuentra en el mismo lugar que antes, deseando algo que no existe (fumar sólo un poco) y sintiéndose aún más enganchado que antes.

Verdaderamente entiende y acepta lo siguiente: todos los fumadores fuman lo que pueden. La tendencia con cualquier drogadicción es hacerlo de modo compulsivo y continuo. El fumar no es nada diferente.

Para muchos fumadores, los cigarrillos más importantes son los cigarrillos que fuman a primera hora de la mañana junto a un café. (Para otros, fumar demasiado temprano les hace sentirse mal y tienen que esperar). A medida que pasa el día, fumar se vuelve automático e inconsciente. Puede que el fumador empiece a notar mal sabor en la boca (lo que explica porque muchos fumadores comen caramelos o mastican chicles). Puede que empiece a dolerle la cabeza. Eventualmente, llega al punto en el que enciende un cigarrillo pero sabe tan asqueroso que después de un par de caladas tan sólo piense, "¡Qué asco!" y lo tira. Cinco minutos después repite el proceso y empieza a encontrarlo absurdo, preguntándose, "Si sabe tan horrible, ¿por qué sigo haciéndolo?"

Este es el proceso para una persona que fuma cuarenta cigarrillos al día o para la persona que fuma cinco al día. Todos los fumadores en algún momento sobrepasan su límite. Muchos fumadores fuman dos o tres veces más de lo normal en una fiesta o el sábado por la noche. El domingo por la mañana el fumador se siente tan mal que no puede fumar ni un solo cigarrillo. Puede que en diferentes momentos del día pruebe un cigarrillo para ver si es posible fumar o no pero encuentra que siguen sabiendo asquerosos. Luego sobre las cinco de la tarde tal vez, las cosas vuelven a la normalidad y puede fumar a su ritmo normal. Muchas veces en una sesión un fumador que fuma cinco al día, dirá algo como, "Normalmente fumo cinco, excepto los sábados que puedo llegar a fumar hasta doce pero me siento tan mal el domingo que no fumo nada." Algunos fumadores necesitan fumar dos paquetes para llegar al mismo estado de saturación. No tiene nada que ver con el nivel de su adicción. El fumador que fuma cinco cigarrillos habitualmente y el fumador que fuma treinta cigarrillos habitualmente son igual de adictos. Siempre y cuando tengan la oportunidad fumarán lo máximo que su cuerpo pueda aguantar.

¿Los fumadores sufren toda esta tortura a cambio de qué exactamente? Nada. Ni un solo beneficio auténtico. Fumar es, ha sido y siempre será un esfuerzo triste e inútil de aliviar el mono causado por el cigarrillo anterior. No se sacrifica nada. No se renuncia a nada.

¿Qué te aporta el fumar entonces?

10

Fumar te hace más temeroso

El efecto más insidioso pero menos hablado sobre fumar o cualquier adicción es la manera en la que poco a poco te vuelve más temeroso, minando tu valor y reduciendo la calidad de tu vida. Ninguno de nosotros decidió convertirse en fumador el resto de su vida. Creímos que nunca nos engancharíamos. De hecho muchos fumadores que aparecen en nuestras sesiones empezaron siendo anti-fumadores radicales. Sufrieron una niñez de ahogos y malos olores a manos de sus padres fumadores; en una casa que apestaba a ceniceros; pasaron viajes largos en coches encerrados llenos de humo, odiando el olor y cualquier cosa asociada con fumar. Creen erróneamente que los fumadores fuman porque les gusta el sabor y el olor de quemar tabaco. Por tanto, caen fácilmente en un modelo mental traicionero con el siguiente mensaje: "ya que odio tanto fumar, estoy segurísimo que nunca me engancharé". Por supuesto, de lo que no se da cuenta la persona es que el sabor y el olor no tienen nada que ver con la adicción. Si fuera así, nadie fumaría un segundo cigarrillo y nadie se engancharía nunca.

Sin embargo, la idea parasitaria que fue implantada con tanto éxito durante la niñez, ahora empieza a surtir su efecto. La persona (que pronto será fumador) empieza a fumar, para encajar socialmente tal vez o porque cree que así mejorará su concentración en los estudios. La exposición repetida a la nicotina y los miles de otros componentes tóxicos en el cigarrillo hace que la tolerancia del fumador se incremente y se encuentre fumando de modo habitual y en cantidades cada vez mayores en situaciones sociales. No es consciente del porqué, pero se siente más cómodo con un cigarrillo en la mano. Recuerda, su modelo mental es: "no me engancharé nunca." Por tanto interpreta todas las evidencias a través de este prisma, obligando a que encaje en su modelo mental. De manera que, en vez de fijarse en el aumento del consumo, se fija en los momentos en los que no fuma y emplea esto para apoyar su creencia de que sigue siendo un fumador ocasional, un fumador social.

Nunca deberíamos subestimar la capacidad que tenemos los humanos para el autoengaño creativo, especialmente cuando se trata de una adicción. Una vez, en una sesión, un cliente de repente me interrumpió y dijo con una expresión de asombro: "¡Joder! Sigo considerándome a mí mismo un fumador ocasional. ¡Acabo de darme cuenta de que en realidad fumo entre 25 y 30 cigarrillos al día!" Puede que esto te haga reír o puede que incluso te sientas aliviado porque al menos no estás tan auto-engañado como él. Pero antes de que empieces a ser engreído, pregúntate cuántas veces te has engañado a ti mismo en cuanto al número real de cigarrillos que fumas al día: "Sé que fumo más de un paquete pero nunca me he puesto a pensar en cuántos más realmente fumo." ¿Cuántas veces has mentido a tu médico o a tu pareja en cuanto al número de cigarrillos que fumas al día?

Después de una tentativa fallida de dejarlo o de reducirlo, el cómodo modelo mental que el fumador ha edificado en su mente en cuanto a ser un fumador social u ocasional, empieza a tambalearse. A pesar de sus mejores esfuerzos para no precisar las cosas, la realidad empieza a entrometerse. Sin embargo, en vez de aceptar y declarar, "Vale, de acuerdo, estoy enganchado," el fumador empieza un diálogo de 'compensación' interna que le ayuda a sentirse más cómodo con la creencia que no es capaz de dejarlo. El diálogo consiste en pensamientos como: "Puedo dejarlo cuando me dé la gana pero no quiero hacerlo ahora." "Ahora no es el momento, esperaré hasta después de las vacaciones de verano, en el Año Nuevo," etc. Ahora empieza también otro diálogo de compensación: "Vale, sí fumo pero tengo suerte ya que a mí no me afecta." La tolerancia a la nicotina aumenta y como consecuencia el número de cigarrillos que el fumador fuma al día. La tolerancia aumenta hasta que el fumador se encuentra en un estado de mono de la nicotina constante.

Una vez el mono de la nicotina se convierta en un elemento permanente en nuestra vida, llegamos a creer lo opuesto a la realidad: creemos que es la vida la que crea esta sensación insegura de vacío y que el cigarrillo, aunque es tóxico y apesta, la elimina. Si no podemos hacer nada para aliviar la sensación (es decir, fumar un cigarrillo), rápidamente nos volvemos ansiosos, estresados e incluso con sensación de pánico. Tal como he escrito antes, de lo que no nos damos cuenta es que...

No es el cigarrillo lo que alivia la sensación, sino es el cigarrillo el que causa la sensación. La sensación de vacío es el mono producido por la retirada de la nicotina.

El pánico que el fumador siente cuando piensa en dejar de fumar, se debe al miedo a tener que vivir con este vacío para siempre, sin tener nada que le ayude a aliviarlo. Pero el cigarrillo no lo alivia; es la causa de la sensación de vacío. Lo que cree y teme que ocurrirá si deja de fumar es lo opuesto a la realidad. La sensación de vacío es el mono. Uno de los aspectos maravillosos de dejar de fumar es liberarse de esta sensación constante de vacío y ansiedad y del estrés e incluso pánico que crean. El fumador no sólo experimenta este pánico cuando piensa en dejar de fumar, sino también en todo momento en que se encuentra corto de tabaco o cuando quiere fumar pero no está permitido; o cuando se da cuenta de que sólo le quedan tres cigarrillos; puede que sea porque siente un dolor misterioso en el pecho, pitidos o ve puntitos delante de los ojos después de toser. Todas estas cosas provocan miedo: "Sé que debería dejar de fumar pero no sé cómo," terminando por fumar para calmar sus nervios. El fumador acaba sintiéndose constantemente temeroso: con miedo a las consecuencias del fumar si sigue fumando y miedo a no poder fumar si lo deja.

La ironía de esto es que es la nicotina, la que causa este temor. Los no-fumadores no padecen de ninguno de estos temores que están causados por el cigarrillo. Los no-fumadores no padecen de ninguno de estos temores.

Las sensaciones y los síntomas desagradables o incluso dolorosos que hemos padecido cuando tenemos un dolor de cabeza o la gripe son mucho más intensos que la sensación de vacío del mono por nicotina pero no son causa de pánico. Al llamar a la sensación de vacío erróneamente "quiero un cigarrillo", se vuelve imperativo fumar. Nuestras vidas empiezan a centrarse en evitar, donde sea posible, la sensación de vacío. A medida que nuestra tolerancia hacia la droga aumenta, también aumenta la frecuencia con la que buscamos un alivio y nos encontramos fumando cada vez más. Rápidamente llegamos al punto en el que nuestra vida se planifica según la próxima oportunidad para aliviar la sensación de vacío (es decir, fumar). Observa cómo los fumadores fuman compulsivamente antes de entrar en el cine o antes de entrar en el metro.

El pensamiento "quiero un cigarrillo" se modifica de manera que ya no es sólo "quiero un cigarrillo ahora," sino, "¡tengo que asegurarme de que no me quede *nunca* sin tabaco!" Cualquier impedimento para fumar, cualquier posibilidad de encontrarnos sin tabaco genera miedo. Estamos dirigidos constantemente por la fuerza de este temor. Irónicamente no tememos a la verdadera realidad – que no hay nada que temer; ser no-fumador es maravilloso. Tristemente...

Empezamos a tener miedo al miedo.

El fumador se cree menos capaz de resistirse a fumar. Siente un miedo constante: miedo a no tener suficiente tabaco, miedo a que fumar le podría matar, miedo a que está destruyendo su salud, miedo a que simplemente no va a poder hacer frente a la vida sin tabaco. Se pasa todo su tiempo intentando evitar sentir miedo, intentando racionalizar para que desaparezca. El fumador tiene poca elección en el asunto. Si tuviera que hacer frente a la verdad conscientemente, cada vez que enciende un cigarrillo, estaría obligado a pensar algo como, "Esta adicción acondiciona absolutamente cada aspecto de mi vida. Este cigarrillo podría ser aquel que me mate; podría provocar una enfermedad horrible. Este próximo cigarrillo me costará al menos 150.000 euros, porque si fumo uno, tendré que fumar después medio millón de cigarrillos." Igual que otras cosas en la vida, cuánto más practicas algo, tanto mejor lo haces. Cuando practicas evitar el miedo, te conviertes en una persona aún más temerosa.

Poco a poco el fumador se siente cada vez menos capaz de hacer frente a situaciones difíciles o estresantes sin un cigarrillo. En vez de decir, "No puedo hacer frente a esta situación sin tabaco", piensa, "El cigarrillo me ayuda," algo opuesto a lo que está ocurriendo de verdad. *No se siente más fuerte con el cigarrillo; es sólo que cree que no puede hacer frente a la vida sin su cigarrillo.* Antes de empezar a fumar podía hacer frente a cualquier situación, no necesitaba nada extra. Ahora es esclavo de su miedo, esclavo del parásito y la industria tabacalera.

Tenlo claro, los fumadores creen que fumar de algún modo les ayuda, que les da valor, que les relaja. *Hace lo contrario.* Los fumadores necesitan fumar sólo para sentirse capaces de hacer cosas que los no-fumadores hacen sin fumar. El cigarrillo no les da más valor, ni les relaja – lo contario. Aparte del malestar constante del mono, el fumador vive siempre con algo de miedo y tensión. Es este miedo lo que empequeñece la vida del fumador. Incluso las amistades están condicionadas por el miedo de no poder fumar. No pasarías la tarde en casa de un amigo si no está permitido fumar. ¿Verdad? Tu miedo te impide hacer cualquier cosa donde fumar esté prohibido. El miedo determina todos los aspectos de la vida. Conozco a clientes que se niegan a hacer largos viajes en avión o que han dejado de ir al cine porque no pueden fumar. El ejemplo más extremo de esto fue una mujer que ganó unas vacaciones para dos personas a Roma pero rechazó el premio por las restricciones italianas sobre fumar.

Es sólo cuando dejamos de fumar y experimentamos el maravilloso sentido de libertad, el alivio de no tener que fumar, que llegamos a entender hasta qué punto el miedo nos había intimidado; cómo este miedo al miedo había condicionado cada aspecto de nuestras vidas. Muchos clientes han comentado el maravilloso sentido de paz interior que sienten cuando dejan de fumar, como si se les hubiera quitado un enorme peso de encima. Sus vidas ya no están dirigidas por el miedo. Muchos clientes de repente descubren el valor de hacer cambios en sus vidas que sabían que deberían hacer pero no encontraban el valor para hacerlos. Recuerdo a un cliente que me llamó unos cuatro meses después de dejar de fumar para decirme que deberíamos cobrar más por la sesión ya que desde que había dejado de fumar había hecho frente y vencido muchos problemas en la reestructuración de su negocio y que al dejar de fumar consiguió resolver problemas que había considerado demasiado difíciles de resolver mientras fumaba. Sintió que la energía, nitidez de pensamiento y sobre todo el valor que redescubrió cuando dejó de fumar fueron factores claves.

11

Al menos antes tenía ilusión. ¡Ahora ni siquiera tengo esto!

Uno de los comentarios más tontos que escucho es el siguiente, "Vale, entiendo de verdad que fumar no me aporta ningún auténtico placer o muletilla. Entiendo que todo esto son creencias falsas creadas por la adicción química y la manipulación mental. Pero antes de venir a verte, al menos tenía estas ilusiones para ayudarme con mi vida pero ahora ni siquiera las tengo. ¡Me las has quitado!" Para obtener un impacto máximo con este comentario, hay que decirlo con un tono de lloriqueo.

La primera vez que oí a alguien que empleaba esto como una justificación para empezar de nuevo, pensé que me estaban tomando el pelo, malentendiéndome a propósito, buscando un camino que esquivaba la realidad para justificar el seguir fumando. No tardé mucho en darme cuenta de la razón. La razón es el miedo: miedo a tener que hacer frente a la vida sin su consuelo, sin su acompañante, sin su pequeño amigo, pequeño placer, etc.

Se entiende hasta cierto punto, no porque fumar aporte algún beneficio; no aporta ni un solo beneficio, sino porque igual que el aguilucho, criado entre gallinas, simplemente no conocemos ninguna otra cosa mejor. No elegimos convertirnos en fumadores. La mayoría de nosotros no fuimos más que niños cuando empezamos. Hemos sido fumadores desde la adolescencia. En otras palabras, muchos de nosotros no hemos experimentado la vida de adulto como no-fumador. El cigarrillo ha estado con nosotros en cada situación estresante, celebración, cuando hemos tenido que concentrarnos, cuando hemos estado solos. Los momentos en los que hemos querido fumar y no estaba permitido o momentos en los que nos hemos quedado sin tabaco han sido momentos muy estresantes, llenos de ansiedad y pánico. Muchos fumadores nunca se han quedado sin tabaco por esta misma razón. Los fumadores, igual que todos los drogadictos, necesitan saber cómo conseguir la próxima dosis.

Cuando yo fumaba y volvía a casa después del trabajo, lo primero que siempre hacía, bien de camino a casa o al llegar a casa, era asegurarme de que tenía *tabaco de sobra* hasta el día siguiente. Para mí, esto significaba tener al menos dos paquetes a mano siempre, preferiblemente tres paquetes. En la vida los iba a fumar pero necesitaba tenerlos para sentirme seguro. Si no tenía 'suficiente' tabaco, algo que ocurrió en un par de ocasiones, entonces cogía el coche y me iba a la gasolinera o bar más cercano para comprarlo. La necesidad de tener tabaco a mano es muy fuerte y común entre fumadores. Entre nuestros clientes es una experiencia común haber ido en algún momento de su vida a la cafetería o bar más cercano en pijama para comprar tabaco. Simplemente sentimos que no podemos hacer frente a la vida sin un cigarrillo.

Nos volvemos como Dumbo, el elefante volador en la película de Disney. Para aquellos lectores que no han visto la película – es una película muy americana y muy 'Disney'. El argumento se puede resumir de la siguiente manera: el entrañable y adorable 'humillado' elefante, después de muchos sufrimientos, vence sus temores, se da cuenta de que no son reales y nunca lo fueron; acaba creyendo en sí mismo, que es suficiente y acaba siendo el ganador.

Dumbo es un precioso elefantito adorable de circo (recuerda, es una película de Disney) que lleva años sufriendo los abusos a manos de todos los demás elefantes por tener unas orejas inusualmente grandes. Sin embargo, Dumbo es muy especial. ¿Por qué? ¡Sus orejas grandes le permiten volar! (Son tan grandes que son como alas.) Aprende a volar con la ayuda de unos amigos. Sin embargo, aunque tiene la prueba, Dumbo simplemente no puede creer que él tenga una capacidad natural para volar. Llega a creer que sólo puede volar cuando tiene una pluma mágica en la trompa. Ahora bien, como no recuerda que puede volar sin su pluma mágica, cree erróneamente que no puede volar *si no tiene* la pluma mágica en su trompa. Por supuesto, todos los que estamos viendo la película sabemos que Dumbo puede realmente volar por sí solo. Todos sabemos que es suficiente. También sabemos que la pluma no es para nada mágica. Es su creencia de que la pluma tiene propiedades mágicas y el miedo que crea esta creencia cuando intenta imaginar volar sin ella, lo que causa el problema. No cree en sí mismo. Siempre ha sido el 'débil' y no conoce otra vida.

Cuando hablo con fumadores, a veces me siento como un niño otra vez, sentado en el cine a oscuras con un deseo casi inaguantable de gritar a Dumbo, "¡No necesitas la pluma! ¡No hace nada por ti! Es una creencia engañosa. Suéltala y descubrirás lo maravilloso que realmente eres." Siento una emoción parecida cuando hablo con fumadores en esta situación. Llevan toda su vida de adulto con un cigarrillo, creyendo que el cigarrillo les ayuda de alguna manera. Tienen miedo de que sin tabaco simplemente no vayan a poder funcionar.

Igual que Dumbo, confunden causa y efecto. Dumbo tenía miedo a volar sin la pluma, no porque la pluma fuera mágica, sino porque **él *creía*** que la pluma era mágica. De la misma manera, el fumador tiene miedo a hacer frente a la vida sin tabaco, no porque el cigarrillo haga algo por él, sino que solamente *él **cree*** que sí lo hace. Hay dos diferencias importantes entre Dumbo y el fumador:

La primera es que la pluma no es adictiva, no es tóxica, no causa enfermedades horrendas, no cuesta un dineral, no hace que Dumbo apeste a cenicero gigantesco, sintiéndose constantemente cansado y sin aliento. La segunda diferencia es que una vez que Dumbo se da cuenta de que la pluma no hace nada por él, se convierte en un elefantito feliz desde ese mismo momento y para siempre. Pasa el resto de sus días volando, haciendo acrobacias, celebrando su habilidad y pasándolo bien en general. Imagina cómo sería la película y lo imbécil que nos parecería Dumbo, si al darse cuenta de que no necesitaba la pluma para volar hubiera empezado a quejarse lloriqueando, "Sé que lo de la pluma es un engaño, pero, ¡al menos antes tenía la ilusión de que necesitaba una pluma para volar!" Simplemente no tendría sentido. ¿Verdad? Sin embargo, esto es precisamente lo que hace que muchos fumadores intenten dejarlo por cojones. En vez de celebrarlo diciendo, "¡Fantástico, soy libre!" se enfurruñan y se quejan de que ya no tienen su ilusión. ¿Cómo puede alguien ganar con tal actitud? ¡Imposible! Si el fumador no fuma, se siente desgraciado porque no puede tener la cosa que, en realidad, él mismo no quiere tener y si fuma, será aún más infeliz cuando rápidamente se dé cuenta de que ha vuelto a estar donde estaba antes.

Para poder navegar por el camino entre ser niño y adulto con éxito, hay que aceptar que ciertas cosas no son reales, da igual lo maravilloso que pueda parecer la ilusión − Papá Noel, los Reyes Magos y Ratoncito Pérez por ejemplo. ¿Te acuerdas del momento en el que descubriste que no existía Papa Noel o los Reyes Magos? Yo sí me acuerdo con mucha claridad. Tenía siete años y ocurrió en el patio del colegio en el recreo, en la escuela "Curium" de Limassol, en la isla de Chipre. Fue un golpe duro y me produjo una gran desilusión durante un par de días. Luego me confabulé con mis padres en mantener viva la ilusión para mis hermanos más pequeños. (Soy el hermano mayor.) Los que somos padres y tenemos o hemos tenido niños pequeños en nuestras vidas, comprendemos el inmenso placer que traen las fiestas navideñas, no sólo por los regalos que recibimos o porque creemos en Papá Noel (o lo que sea). Es el inmenso placer de hacer feliz a otra persona (específicamente si es un niño). Para los padres aquella expresión de felicidad y emoción en la cara de sus hijos es una fuente de inmensa alegría. Pero toda esta magia, alegría y diversión en Navidades sólo es posible si aceptamos que Papá Noel es una ilusión, una ilusión muy agradable, pero una ilusión no obstante. Llega un momento en el que soltamos la ilusión y vivimos con la realidad.

Papá Noel es una ilusión maravillosa que trae alegría y recuerdos felices para el resto de nuestras vidas. Aun así, somos capaces de aceptar que era una ilusión y vivir felizmente sin ella.

Fumar, por otro lado, es una asquerosa adicción maloliente a una droga que no hace nada por ti. Sólo te hace sentir mal, ansioso e irritable si no puedes fumar. Casi se me olvidó mencionar que los fumadores están condenados a una vida de mal aliento, falta de aire, una vitalidad reducida, sufrir la esclavitud, el estigma social. ¡Qué ilusión más maravillosa! Tengo muchas ganas de aferrarme a esta ilusión. ¿Qué es lo que tienes que sacrificar, entonces? ¡Nada en absoluto! ¿A qué tienes que 'renunciar'? ¡A nada en absoluto!

Al menos a Dumbo, la ilusión le ayudó a hacer algo que tenía sentido. El fumador sólo se siente fatal si no puede fumar. En sus momentos más lúcidos, el fumador puede ver que no consigue nada extra por ser fumador; no le permite volar como un pájaro o respirar bajo el agua como un pez. Después de haber estado en alguna de nuestras sesiones, tiene bastante claro que fumar no constituye ningún auténtico placer ni muletilla, que no tiene sentido, que no le da nada extra y que sólo le hace sentirse fatal si no puede hacerlo.

Observa a las personas después de una maravillosa comida. Tanto los fumadores como los no-fumadores parecen ser felices — a primera vista. ¿Por qué? Porque es una situación placentera y feliz para los dos — fumadores y no-fumadores. La diferencia es que los fumadores muy rápidamente se ponen nerviosos, con sensación de pánico e irritables si no pueden fumar. Los fumadores no pueden sentirse tan relajados como los no-fumadores si no pueden fumar. Fumar no les hace más felices, sino que rápidamente puede destruir el potencial de sentir placer.

Los fumadores dicen que fumar es un placer. Pero ¿Dónde se encuentra el placer? El placer no es ni más ni menos que un alivio momentáneo del sufrimiento de ser fumador. Párate a pensarlo durante un instante: con las cosas que realmente disfrutamos, las que nos aportan auténtico placer — comer por ejemplo — las disfrutamos mientras las estamos haciendo. No nos sentimos ansiosos, infelices o estresados si no podemos hacerlo. Me encanta comer mangos en su punto; para mí hay algo en la textura de su carne y en el sabor que encuentro increíblemente delicioso — incluso sensual. Pero no me siento incómodo si no tengo mangos a mano. Nunca me verás errando por una ciudad en pijama a la una de la madrugada buscando mangos. Esta sensación de ansiedad o pánico cuando no puedes hacer algo significa que no disfrutas de ello, sino que sufres por ello. Es una de las indicaciones más claras de una drogadicción.

12
¡Ojalá existiera un sustituto seguro no-adictivo!

No puedo acordarme del número de veces que he escuchado el comentario: "¡Ojalá fumar no fuera dañino! Entonces no estaría aquí y seguiría fumando ¡seguro!" Esto es parecido a decir: "¡Ojalá no existiera la gravedad ni el suelo! Entonces me encantaría tirarme desde la planta 30 del edificio donde vivo." Y luego pasar todo el tiempo quejándote de que no es justo que exista la gravedad. ¿Absurdo, no?

Pues, las buenas noticias son que sí existe tal alternativa: los cigarrillos de hierbas que no contienen nicotina ni los otros aditivos que se encuentran en el tabaco y supuestamente son menos cancerígenos. Algunos fabricantes afirman que es incluso beneficioso fumar algunos de estos cigarrillos de hierbas. (Encuentro difícil imaginar cómo inhalar cualquier tipo de humo dentro de tus pulmones puede proporcionar algo que no sea nocivo para tu salud.) Mi experiencia con los cigarrillos de hierbas es que son muy parecidos al tabaco. Apestan, contaminan el ambiente con humo, hacen que te huela mal el aliento y dejan ceniza por todas partes; no te aportan nada en absoluto y cuestan un dineral y no los necesitas. ¿Por qué nadie fuma estos cigarrillos de hierbas, entonces? *¡Porque no contienen nicotina!* Me acuerdo que más o menos en el año 1995 una empresa llamada 'Panama Jack' (sí, la empresa que fabrica botas), lanzó al mercado cigarrillos libres de nicotina. El producto fracasó, a pesar de que hicieron una extensa campaña de publicidad – p*orque no contenían nicotina.*

He trabajado con adictos a la heroína que me han dicho algo parecido, "Ojalá existiera un sustituto apropiado para la heroína." (La metadona no cuenta. Es altamente adictiva también. Lo único que hace la persona es cambiar su camello). En estas situaciones he sugerido que el adicto a la heroína mantenga cada paso de su ritual (la preparación y el aspecto social) pero que reemplace la heroína en la jeringuilla con una solución salina. ¿Crees que esto funcionaría? Obviamente, no. ¿Por qué no? *Porque la jeringuilla no contiene heroína.*

La ironía que muchos fumadores no consiguen captar es que aunque existe un sustituto (cigarrillos de hierbas), nadie los utiliza porque no proporcionan ninguna 'satisfacción'. ¿Por qué no? Porque es la droga adictiva, la nicotina, la que crea la 'insatisfacción' en el principio y sin la insatisfacción constante, no habría que aliviar nada, de manera que el fumar cigarrillos de hierbas se ve rápidamente como es de verdad: totalmente sin sentido, sólo un horrible acto maloliente de inhalar humo dentro de los pulmones.

Algunas veces un fumador que acude a una sesión insiste en que disfruta del sabor del tabaco. Luego la misma persona, en otro momento, habla también de cómo al principio el sabor asqueroso incluso le hizo vomitar cuando empezó a fumar. Muchas veces en nuestras sesiones veo a personas que llevan mucho tiempo sin fumar un cigarrillo pero no pueden dejar de masticar los chicles de nicotina. Me dicen lo mismo: que al principio el chicle sabía asqueroso pero ahora están completamente acostumbrados al sabor. El hecho es que nos esforzaremos y tendremos éxito en acostumbrarnos a cualquier sabor, no importa cuánto asqueroso sea, siempre que podamos conseguir nuestra dosis de nicotina.

Me refiero incluso a aquellos cigarrillos supuestamente 'especiales' que algunos fumadores declaran que saben mejores. Piénsalo. ¿Qué hace un fumador cuando se queda sin su marca preferida de cigarrillos y sólo puede encontrar una marca que normalmente no fumaría? ¿Deja de fumar? ¡Qué va! Lo fumará de todas formas. Puede que ponga expresión de asco y mientras enciende otro cigarrillo, diga que no entiende cómo la gente puede fumar 'esa mierda'. Pero lo fumará a pesar del olor y sabor asquerosos de todos modos. ¿Cómo puede ser esto posible? Está claro que no fuma por el olor ni por el sabor, sino para conseguir la próxima dosis de nicotina.

Si alguien verdaderamente fumara por el sabor, simplemente no existiría ni un solo fumador, ya que ninguno habría podido ir más allá de fumar aquel primer cigarrillo asqueroso.

Es importante que entiendas lo siguiente:

El adicto a la heroína se acostumbra a inyectarse heroína porque alivia la ansiedad, el pánico y el vacío que crea la propia heroína. Incluso afirmará que el acto de inyectarse es un 'placer'. (Si no eres adicto a la heroína, ves claramente que clavar una jeringuilla en tu cuerpo no es un placer).

El fumador aprende a acostumbrarse al sabor y olor asquerosos del tabaco porque alivia la ansiedad, el pánico y el vacío que crea la nicotina. Lo llamará incluso un placer. (Si no eres adicto a la nicotina, ves claramente que meter un cigarrillo en la boca, encendiéndolo y tragando el humo dentro de los pulmones no es un placer.)

"¡Ahhh!" dices. "El mono de la heroína es mucho más fuerte que la sensación causada por el mono de la nicotina." No discuto esto. Al menos el adicto a la heroína puede ver que la fuerza que dirige su adicción son los síntomas producidos por la retirada de la heroína. Sabe con certeza que necesita la heroína para aliviar los síntomas intensos producidos por la retirada de la heroína. Por el contrario, los fumadores llevamos toda nuestra vida de adulto acompañados de los leves síntomas producidos por la retirada de la nicotina (es decir, no hemos experimentado la vida de adulto sin el mono de la nicotina). Confundimos el mono de la nicotina con el estrés o la ansiedad o creemos que es simplemente una especie de vacío existencial causado por estar vivos. Creemos que, aunque fumar es malo, al menos nos ayuda a llenar ese vacío. Percibimos las cosas al contrario de lo que son de verdad. Fumar no llena ese vacío. *Es la causa. La sensación de vacío es el mono de la nicotina.* ¡Acéptalo! No se renuncia a nada. No se sacrifica nada.

Las empresas tabacaleras son plenamente conscientes de los temores y deseos de los fumadores (después de todo, fueron los principales responsables de crearlos). Explotaron el modelo mental 'ojalá existiera un sustituto seguro' con las versiones 'lite' o bajas en alquitrán de cada marca. El mensaje es el siguiente: "¿Por qué negarte la satisfacción de fumar, si puedes fumar la versión más segura 'lite' de tu marca preferida de tabaco que contiene menos nicotina y menos alquitrán que la versión normal?

La mentira que sustenta esta iniciativa de marketing es que la versión 'lite' sea más 'segura'. No es más segura. ¡Los cigarrillos 'lite' son aún más peligrosos!

Estudios independientes lo demostraron y documentos provenientes de la propia industria tabacalera demuestran que sabían esto perfectamente ya en los años setenta y ochenta. La mayoría de los fumadores acaban inhalando el humo durante más tiempo y más profundamente. Una experiencia común entre nuestros clientes que cambiaron a la versión 'lite' es que se encontraban fumando más. Muchos fumadores decían que fumaban el doble, lo que se entiende: si cada cigarrillo contiene la mitad de nicotina, entonces lógicamente necesitas fumar el doble para conseguir el mismo nivel de 'satisfacción'.

Los fumadores hablan de la satisfacción del fumar y todos hemos visto la expresión de inmensa satisfacción en la cara de un fumador después de pegar una masiva calada a su cigarrillo. La hemos visto representada tantas veces en los medios. Tal como mencioné antes, la satisfacción sólo es posible si previamente existe un estado de insatisfacción. ¿Qué podría ser esta insatisfacción, entonces? Pues, la insatisfacción causada por el cigarrillo anterior (mono de la nicotina). Y ésta es la razón por la que, en pocas palabras, no existe sustituto apropiado.

La droga crea la necesidad de sí misma, de manera que no puedes conseguir la 'satisfacción' creada al ingerir la droga nicotina, si no sufres la insatisfacción del mono de la nicotina entre dosis y dosis de nicotina. En otras palabras, no puedes experimentar el alivio que proporciona fumar un cigarrillo (aliviar el mono de la nicotina) si no estás dispuesto a envenenar tu cuerpo sistemáticamente con la nicotina.

¿Quién quisiera un sustituto para eso? ¡No lo necesitas!

Una de las instrucciones más importantes que damos en la sesión es que no emplees ningún sustituto. Las personas preguntan, "¿No puedo utilizar parches o chicles de nicotina para ayudar con el mono físico de la nicotina?" Si metes más nicotina en tu cuerpo, sólo consigues alargar el mono de la nicotina. El mono físico simplemente no es el problema, sino la idea de que, aunque el fumar es malo para la salud, al menos proporciona algún tipo de placer o ayuda para hacer frente a la vida.

Geoffrey Molloy

Me acuerdo de un cliente en particular, vamos a llamarle Javier, que salió de la sesión como no-fumador feliz de serlo. Se lo dijo a su médico preguntándole si le podía dar algún consejo. El médico, con buena intención, pero igual que la mayoría de los médicos sin entender cómo funciona una drogadicción — ya que obtenía su información principalmente a partir de la publicidad que recibía directa o indirectamente de las empresas farmacéuticas — le recomendó (erróneamente pero no es sorprendente) que empleara chicles o parches de nicotina para "ayudarle durante los primeros días". Tristemente, es lo que hizo Javier. Nos contó su experiencia:

El chicle de nicotina sabía asqueroso y después de un par de días tenía un dolor de estómago constante y sus encías habían empezado a sangrar (efectos secundarios mencionados por otros clientes que han empleado chicles de nicotina). Decidió por tanto, que trataría de 'destetarse' al chicle normal. Sin embargo, masticaba el chicle normal con tanta intensidad que después de un par de semanas sentía que los músculos de las mejillas se volvían excesivamente desarrollados y se sentía cada vez más como un hámster. Javier, un hombre de muchas ideas, pensó, "¡Ya lo tengo! ¡Chupa Chups!" Después de todo según la leyenda, Johann Cruyff los utilizó para dejar de fumar. Javi pasó otras tres semanas chupando su Chupa Chups como un niño pequeño. Dijo que llegó a estar totalmente harto de tener el sabor de pegajoso dulzor constantemente en la boca. Buscando otro sustituto optó por un cigarrillo de plástico con sabor a mentol. Javi pasó mucho tiempo durante las próximas semanas con este 'cigarrillo' en la boca, hasta que un día cuando estaba haciendo la compra con su mujer, se vio a sí mismo en un espejo y se dio cuenta del aspecto de gilipollas total que tenía con un cigarrillo de plástico metido en la boca. Llegado a este momento Javi ya se sentía desesperado; sentía que necesitaba otro sustituto más para reemplazar el sustituto que había empleado para reemplazar el sustituto anterior, etc. Mientras reflexionaba en qué hacer, se le ocurrió que lo que podría valer sería un cigarrillo. Y así es cómo volví a verle unos tres meses después.

El aspecto absurdo de la experiencia de Javi es que no tenía nada de nicotina en su cuerpo cuando empezó a masticar los chicles de nicotina. De hecho ya era libre. Si hubiera seguido mis instrucciones se habría dado cuenta de esto y habría estado encantado de serlo. En vez de esto, volvió a meterse otra dosis de nicotina en el cuerpo y luego a través de una serie de sustitutos consiguió mantener viva la idea de que necesitaba algo. Una vez había agotado los sustitutos, volvió al punto de partida, a lo que estaba intentando sustituir al principio.

Algo que todos deberíamos entender es que la nicotina es una potente toxina mortífera que actúa en el sistema nervioso central, contrario a la manera en la que la industria farmacéutica la presenta en su publicidad. Además es un vasoconstrictor peligroso que restringe el flujo sanguíneo y aumenta la presión arterial. Tan sólo 40mg (un par de gotas) es la dosis letal de nicotina si se inyecta esta cantidad directamente en vena. ¡Sólo con esta pequeña dosis descubrirás muy rápidamente si hay vida después de la muerte! (Es interesante que en la película 'Gracias por fumar', uno de los protagonistas es secuestrado y casi matado usando parches de nicotina.)

Si se analiza la publicidad y marketing empleados en vender los sustitutos de la nicotina, está claro que hoy en día existe una especie de competición para ser el 'camello' de preferencia del adicto de la nicotina (el consumidor). Lo ves claramente en la publicidad.

Hace poco vi un anuncio en la televisión que vendía parches de nicotina. Se veía una chica joven y guapa en una moto. El narrador no hablaba de liberar a la chica de su adicción a la nicotina, sino que el mensaje animaba al espectador a cambiar de 'camello'. El comentario no consistía en un mensaje inspirador tipo, "Libérate de la esclavitud de la adicción a la nicotina." Más bien: "quita el humo, quédate con el fuego". El mensaje final era que la nicotina es 'OK'; incluso es emocionante, divertido y atrevido tomarla. Emplea la nicotina y si eres inteligente, podrás conseguir los 'beneficios' sin el efecto desagradable del humo. Así que ¿qué crees que están intentando hacer? ¿Liberarte o procurar que cambies de camello? El comentario en el anuncio lo dice todo. Lo mires por donde lo mires, es una sinvergüencería. Incluyo aquí un comentario de una persona que probó los chicles de la nicotina:

"Tengo horribles dolores musculares — especialmente en mis piernas. Llevo seis años masticando el chicle de la nicotina e inconscientemente masticando más y más. Ahora mastico entre quince y veinte piezas de 4mg al día. Me preocupa tener una sobredosis de nicotina causando daño permanente a mis músculos. En vez de morirme de cáncer de pulmón ¿me he condenado vivir con daño muscular irreversible? Solamente no quise seguir apestando y ser capaz de subir una escalera sin quedarme sin aliento y mejorar mi salud. Hay días que me duelen sólo al levantarme de la cama."

A las empresas farmacéuticas les gustaría convertirse en el proveedor preferido de los adictos de la nicotina, mientras que las empresas tabacaleras no quieren perder su cuota del mercado. Así que para asegurarnos de que no haya confusión, tengamos absolutamente claro que:

- *La nicotina daña a todos los órganos del cuerpo.*
- *La nicotina surte un efecto especialmente devastador en el sistema cardiovascular.*
- *La nicotina afecta de modo negativo el sistema inmunológico.*

Mientras que se da mucha atención de marketing a los efectos de la nicotina en el cerebro, la nicotina surte efectos dañinos en cada órgano vital del cuerpo. En los pulmones, la nicotina es el principal contribuidor al cáncer de pulmón, enfisema, neumonía y bronquitis crónica. La nicotina ha sido relacionada con la leucemia y cataratas. Ha sido fuertemente asociada con cánceres de esófago, laringe, garganta, boca, vejiga, páncreas, hígado, riñones, cuello de útero, estómago, colon y recto.

Los efectos dañinos de la nicotina en el corazón y en el sistema circulatorio se manifiestan en derrames cerebrales, infartos, enfermedades vasculares y aneurismas. En cuanto al sistema reproductivo, la nicotina aumenta la infertilidad y el riesgo de aborto en las mujeres e impotencia e infertilidad en los hombres. Los bebés se arriesgan a tener un peso reducido al nacer prematuramente y a tener problemas en los pulmones si sus madres consumen nicotina durante el embarazo.

El sistema inmunológico también se ve afectado por la nicotina y las personas enganchadas a la nicotina parecen ser más susceptibles a enfermedades infecciosas como los resfriados y la gripe. (Ver la referencia 5.)

Así que ¿por qué razón querrías meterte nicotina en el cuerpo? Especialmente cuando los estudios **independientes** demuestran claramente que tus probabilidades de dejar de fumar con sustitutos de la nicotina (en realidad Terapia Sustitutiva de Cigarrillos) y por cojones son menores que si lo dejas sólo por cojones. (Ver Referencia 1.)

Seriamente, ¿se te ocurriría ayudar a que un alcohólico se libere, facilitándole cerveza en vez de whisky? ¡Por supuesto que no! ¡No serías la estrella más brillante del árbol de navidad si te tragaras esto! Pues, desafortunadamente, esto es precisamente lo que ha ocurrido en la sociedad occidental. Los fumadores, la población en general y la profesión médica han sido manipulados para creer algo que va en contra de toda lógica, el sentido común y pruebas independientes – pero es algo extraordinariamente rentable para la industria farmacéutica y la industria tabacalera.

Recuerda, un fumador deja de fumar porque odia ser fumador. Está harto de sentirse enfermo y cansado. Reducir el consumo no funciona. Si funcionara, estaría fumando estos pocos cigarrillos especiales y no sentiría la necesidad de dejarlo. No existe tal cosa como un cigarrillo ocasional o especial, sólo la vida del adicto a la nicotina – un fumador. Piénsalo durante un momento: pasar el resto de tu vida sintiéndote triste porque no puedes tener algo que tú mismo no quieres tener. Esto es pero que muy absurdo.

De veras no renuncias a nada cuando dejas de fumar, no sacrificas nada. No necesitas ningún sustituto. El cigarrillo no te aporta nada en absoluto. Todo lo que has estado intentando hacer es volver a sentirte tan relajado y cómodo como un no-fumador, es decir, intentar sentirte como te sentías antes de empezar a fumar y lo único que te impide liberarte es… Lo has adivinado: **el próximo cigarrillo**. ¿Por qué diablos querrías un sustituto para esto? ¿Cuál sería el sentido?

Esta manipulación mental empeora con la información emitida por los 'expertos'. Prácticamente todas las organizaciones de las que dependemos para ayudarnos han sido seriamente comprometidas por la propaganda y dinero de la industria farmacéutica y se han convertido en poco más que portavoces de la industria. La mayoría de nuestros médicos de cabecera a los cuales consultamos tienen poca o ninguna formación en cuanto a la adicción y dependen directa o indirectamente de la información facilitada por la industria farmacéutica.

Los médicos son expertos en las consecuencias de fumar. No son expertos en liberar a las personas de sus adicciones. La simple verdad es que la mayor parte del consejo médico en cuanto a cómo dejar de fumar es erróneo. Las campañas del susto no funcionan. La industria farmacéutica distorsiona la percepción del público y la profesión médica a través de estudios 'científicos' cuestionables (que no son más que marketing), sobornando a médicos y personas responsables de tomar una decisión. Forman alianzas lucrativas con los 'expertos', ONGs y el gobierno. *La industria farmacéutica no tiene ninguna respuesta efectiva sobre la adicción a la nicotina* pero consigue vender tratamientos inútiles por valor de millones de euros. En España asociaciones como SEDET (Sociedad Española de Expertos en Tabaquismo) han sido establecidas con el objetivo aparente de crear un 'club' oficial que apoya la agenda de la industria farmacéutica. El resultado de estas relaciones cuestionables entre la industria farmacéutica, los 'expertos', asociaciones de confianza, empresas de salud y el gobierno es que *los fumadores siempre son los perdedores.* Se les recomienda emplear técnicas y medicación para dejar de fumar, que en muchos casos incluso *reducen* sus probabilidades de éxito y pueden, en el caso de fármacos como Sin Tabac y Champix, producir efectos secundarios horrendos − incluso la muerte. ¿Crees que exagero? Te remito a las referencias 1, 2 y 7). Es inevitable que después de mucho sufrimiento la mayoría de los fumadores no consiguen dejar de fumar y se quedan con la impresión de que son ellos y no las técnicas, artilugios, medicamentos o consejos inútiles los que tienen la culpa. El resultado de esto es el enriquecimiento de pocos a expensas del sufrimiento de muchos.

Geoffrey Molloy

13

Sólo necesito que el médico me diga algo para que deje de fumar

Este comentario es común especialmente entre los fumadores más jóvenes. Se dan cuenta de que son adictos pero todavía se sienten jóvenes y fuertes. No relacionan su situación particular con el sufrimiento experimentado por el fumador que está muriendo de cáncer de pulmón, enfisema o cualquiera de las otras muertes lentas y dolorosas causadas por fumar. El fumador se plantea la idea de dejar de fumar. Piensa que sería bueno no tener que hacerlo pero no tiene prisas y dirá algo como, "Pues, sólo necesito que el médico me diga algo para dejar de fumar." Con esto no me refiero a las advertencias generalizadas que todos los médicos dan a sus pacientes fumadores. La esperanza es que de algún modo el médico detecte temprano señales y síntomas de algo que va mal − es decir, una enfermedad relacionada con fumar y te advierta antes de que pueda llegar a volverse demasiado serio. Esperas que cuando llegue este momento, el consejo del médico sea suficiente motivación para que dejes de fumar.

¿Qué diablos es lo que te hace creer esto? ¿Qué piensas? ¿Qué crees que pensaron todos estos cinco millones de fumadores que murieron el año pasado de una enfermedad horrible relacionada con fumar? Existen fumadores los cuales, cuando reciben la noticia de que ya tienen un cáncer de pulmón, lo dejan pero ¡claro! ya es demasiado tarde. A lo largo de los años he tratado a miles de fumadores pero los momentos más conmovedores han sido los que he compartido con personas que ya tienen alguna enfermedad.

Vamos a echar un vistazo entonces a la idea del miedo como técnica para dejar de fumar, en especial, el miedo a las enfermedades. El gobierno y sus 'expertos' recurren principalmente al miedo y a los fármacos como solución para dejar de fumar. Son las herramientas menos eficaces.

Dejar de fumar no es difícil. Los fumadores lo hacen todos los días, normalmente por los horribles efectos de fumar. Cuántas veces has dicho o pensado al final del día, "Esta vez, sí, lo digo en serio, mañana seguro dejaré de fumar definitivamente." Normalmente tomamos la decisión al final del día cuando nos sentimos enfermos y saturados de los 4.000 y pico compuestos químicos que se encuentran en el humo del tabaco. Esto no es nada diferente a comer demasiado. Si has comido demasiado, un simple vistazo a más comida, incluso si es tu plato preferido, puede provocarte náuseas. Esta sensación desaparece pronto y en poco tiempo surge la pregunta en tu mente, "Entonces, ¿Qué hay para cenar?" De la misma manera, cuando estás saturado de todas las sustancias tóxicas del humo del tabaco, te dolerán la cabeza y el pecho e igual que la persona que está hasta arriba de comida, la mera idea de fumar más te revuelve el estómago. Sin embargo, luego, los síntomas del envenenamiento se alejan y vuelve a surgir en tu mente el pensamiento, "Me apetece un pitillo".

Ocurre una cosa parecida cuando empleamos el susto para dejar de fumar. Hace tiempo acudió a una charla un médico – en concreto, un patólogo forense que fumaba unos dos o tres paquetes al día. Estaba desesperado por liberarse de su adicción a la nicotina y había intentado dejarlo en numerosas ocasiones sin éxito; la mayoría de sus tentativas no habían durado más de unas horas. Me explicó que una vez consiguió dejarlo durante tres semanas ¡después de que extirpasen un tumor de sus pulmones! ¡Un tumor en sus pulmones el cual, explicó, que muy probablemente estaba relacionado con fumar, le proporcionó suficiente motivación para dejar de fumar durante tan sólo tres semanas! Por su profesión de patólogo forense era plenamente consciente de lo peligroso que era fumar para él en especial. También explicó que se sentía increíblemente estúpido por fumar pero simplemente era incapaz de dejarlo. ¿El miedo le ayudó a este hombre a dejarlo? ¡Rotundamente, no! Aumentó su deseo de dejar de fumar pero a la vez, se le hizo aún más difícil hacerlo. Finalmente consiguió dejarlo después de varias sesiones.

En otra ocasión, estaba a punto de empezar una sesión en Barcelona cuando llegó una señora acompañada por su ayudante que empujaba un carrito encima del cual había una máquina blanca del tamaño más o menos de un archivador de tres puertas tumbado. En la máquina había varias advertencias pegadas, entre otras: '¡Peligro: oxígeno! mantener alejado el fuego.' La señora estaba conectada a esta máquina mediante una manguera de plástico transparente que terminaba en su nariz. La señora caminó muy despacio, se sentó, quitó los tubos de su nariz y encendió un cigarrillo.

Imagina la expresión de alarma en las caras de los otros asistentes. Un señor bien vestido de unos cuarenta años se mostró bastante inquieto. Se dirigió hacia mi: "Esto es muy 'americano'. Supongo que has organizado esto para asustarnos ¿verdad?" Le expliqué que yo también estaba estupefacto y nervioso, principalmente porque a pesar de las advertencias en la máquina, la señora estaba fumando a su lado. Durante la sesión, la señora nos explicó que padecía un enfisema pulmonar y que su capacidad pulmonar se había reducido al 15%. A pesar de esto, seguía fumando dos paquetes al día. La señora murió sin haber conseguido dejar de fumar en ningún momento.

Intentar dejar de fumar si ya tienes una enfermedad terminal es parecido a intentar resolver un problema de matemáticas mientras estás colgado por los tobillos de una ventana en la treintésima planta de un edificio. La pregunta es… ¿Es más fácil resolver el problema en un entorno normal o colgado aterrorizado boca abajo a cien metros de altura?

El miedo no funciona como método para dejar de fumar. Dejar de fumar por las razones por las que no deberías fumar no funciona a largo plazo. Puede que consigas dejarlo mientras el miedo está 'fresco' en tu mente y actúa como freno a tu deseo o necesidad percibida de fumar, pero una vez se disminuye el miedo, te quedas una vez más con tu deseo de fumar sin freno. Piensa, uno de los momentos en los que un fumador enciende un cigarrillo es cuando se siente ansioso. Dile a un fumador que su enfermedad asesina está directamente relacionada con el tabaco ¿cuál va a ser su primera reacción? Pues, por supuesto, encender un cigarrillo. En muchos casos el miedo resulta directamente en un aumento del consumo.

Imagina que estás tomando un café, leyendo el periódico y de repente te encuentras con un informe a toda página sobre los peligros de fumar y la relación entre fumar y las enfermedades con fotos gráficas. ¿Cuál es tu reacción? He preguntado esto a muchos fumadores y la mayoría dicen, "Paso la página inmediatamente." Más o menos la mitad dice, "Paso la página y enciendo un cigarrillo." Dicen que saben que la reacción es estúpida pero es superior a ellos; la situación les estresa y sienten la necesidad de fumar.

El gobierno en muchos países ha obligado a los fabricantes de tabaco a que pongan advertencias en letra grande en las cajetillas. Estas advertencias son hoy en día generalmente invisibles para el fumador medio. Tal vez el mayor impacto que tuvo esta medida por ejemplo en España fue aumentar la venta de fundas que muchos fumadores compraron para esconder las advertencias. Se notó en nuestras sesiones el aumento del número de fumadores con fundas. Sin embargo, ahora casi nadie las emplea. Los fumadores han aprendido a 'desintonizarse' con las advertencias.

Las advertencias también dieron a los jóvenes una oportunidad para fanfarronear y echarle humor al asunto. Hace un par de años estaba en la cola de una gasolinera esperando a pagar. Un joven delante de mí pidió un paquete de Marlboro. La dependienta se lo dio. Lo primero que hizo fue mirar la advertencia que decía: 'Fumar causa impotencia.' Dijo en voz alta: "¡Joder! ¡Impotencia! Me lo puede cambiar por favor. Prefiero los que dan cáncer." ¡Qué efectivas son estas advertencias! Un estudio reciente ha demostrado que estas advertencias no reducen el fumar, sino que pueden incluso aumentar el consumo. (Ver Referencia 8.)

A la gran mayoría de los fumadores (más del 95%) que sufren alguna enfermedad mortal o debilitante relacionada con el fumar, el médico ya les han dicho antes y durante su enfermedad que deberían dejar de fumar. Llevan años expuestos a los mensajes gubernamentales de que fumar es peligroso. Ninguno quiso contraer su enfermedad. Ninguno quiso acabar así. Pero ahí están.

Geoffrey Molloy

14

El uso de fármacos y sustitutos de la nicotina (sustitutos del cigarrillo) para dejar de fumar

Los síntomas producidos por la retirada de la nicotina sí existen. Algunas personas son conscientes de ciertas sensaciones a medida que el cuerpo elimina la nicotina. Estos síntomas son muy leves – tan leves que ni siquiera te despiertan mientras duermes. A estos síntomas nos referimos normalmente como 'síntomas producidos por la retirada de la nicotina' o 'mono de la nicotina'. Desafortunadamente, muchas personas confunden la 'pataleta' que tienen ("quiero fumar pero no puedo") con el mono físico de la nicotina.

La nicotina tiene una 'semi-vida' de unos 90 minutos. Esto significa que dentro de 90 minutos tu cuerpo habrá eliminado el 50% de la nicotina introducida en el cuerpo. El mono de la nicotina es muy leve – tan leve que es casi imperceptible. Muchas veces he deseado, al hablar con fumadores, que el mono de la nicotina fuera algo más fuerte, ya que esto ayudaría a que los fumadores entenderían la naturaleza del timo de la nicotina con más claridad. También habría menos fumadores.

La industria tabacalera aprovechó este hecho (es decir, el mono casi imperceptible) durante muchos años para negar que fumar fuese una adicción, diciendo que no era más que un hábito. El hecho es que los fumadores padecen del mono de la nicotina continuamente. Esto junto a la manipulación mental constante es precisamente lo que hace que sigan fumando. Sin embargo, muchas veces las personas que dejan de fumar dicen que su mono consistía en mal humor, irritabilidad, dificultad en concentrarse, ansiedad etc. No diferencian entre los aspectos psicológicos y físicos. Nuestra experiencia es que el 98% de lo que normalmente se reconoce como mono de la nicotina por parte de la mayoría de las personas se encuentra en la mente y el 2% es físico.

He escuchado a cientos de personas quejarse de su mono de la nicotina: mal humor, irritabilidad, dificultad en concentrarse, sintiéndose un poco 'depre' incluso. Están convencidas de que la causa de todo este sufrimiento era el mono físico producido por la retirada de la nicotina. Muchos temen que si dejan de fumar otra vez, tendrán que volver a sufrir el mismo calvario. Sin embargo, la mayoría de estos mismos fumadores que se quejaron de la severidad del mono en intentos anteriores de dejarlo, se sorprenden de lo llevadero que fue el mono cuando dejaron de fumar después de una de nuestras sesiones. Muchos incluso comentan que el mono casi no se notaba y que la experiencia fue incluso placentera. Ésta también fue mi experiencia cuando dejé de fumar definitivamente. Una vez que entendí lo que estaba pasando y dejé de sentir que de algún modo me estaba privando de algo, el mono físico desapareció casi por completo. Sí, era consciente de ello pero no me hacía sufrir. Al contrario me producía un gran alivio el hecho de que finalmente estaba eliminando la nicotina de mi cuerpo para siempre.

Así que, ¿por qué se dicen tantas tonterías sobre el mono físico? La razón es que los principales vendedores de nicotina (Big Tabaco y Big Farma) quieren que pienses que vas a sufrir si dejas de fumar. (Si no piensas así, ¿cómo van a poder vender su producto o mantenerte enganchado?). Además, las personas y las organizaciones de las que dependemos para defendernos, no nos defienden. Últimamente, estas dos industrias han hecho un gran esfuerzo para presentar la nicotina como algo 'bueno' incluso o al menos 'no tan malo', tachando de peligrosos a otros elementos en el humo del tabaco. Algunos académicos financiados por estas industrias incluso han intentado crear la impresión que la adicción a la nicotina es parecida a tomar café. Ésta es una descarada mentira; la dosis mortal de nicotina para un hombre de70 kilos es entre 40 y 60 mg, mientras que necesitaríamos *10.000 mg* de cafeína para conseguir el mismo efecto.

Te recuerdo la 'Regla de Oro': 'el que tiene el oro hace las reglas'. Se puede ver cómo esta regla se lleva a cabo en todos los niveles de nuestra sociedad. Esta regla de oro es responsable en gran medida del alto nivel de enfermedades, sufrimiento y falta general de bienestar en nuestra sociedad. 'Big Farma' y 'Big Tabaco' han conseguido subvertir asociaciones y ONGs de confianza y supuestamente independientes 'donando' grandes cantidades de dinero o mediante grupos de presión (lo que a su vez involucra la distribución de regalos y dinero) a nivel gubernamental e institucional.

El uso de fármacos y sustitutos de nicotina para dejar de fumar es un engaño lucrativo, perpetuado por Big Farma en el público. Con su inmenso poder económico, ha distorsionado la percepción tanto pública como médica, realzando la supuesta efectividad de sus fármacos y quitando importancia a los efectos secundarios negativos − a veces mortales. Hay dos categorías básicas de terapia:

La Terapia Sustitutiva de la Nicotina, en realidad un nombre incorrecto; debería llamarse 'Terapia Sustitutiva del Cigarrillo'. ¿Por qué? Porque dejas de fumar pero sigues tomando la mismísima droga que causó la adicción al principio. Es decir, reemplazas nicotina por nicotina. El fumador permanece enganchado a la nicotina; es sólo que la obtiene en un formato diferente. Varios estudios han demostrado que muchos fumadores se han enganchado a la nueva fuente de nicotina (por ejemplo, chicles). Esto está corroborado por lo que nos cuentan nuestros clientes.

Prácticamente todos los estudios independientes bien diseñados o meta-análisis de los datos relacionados con la Terapia Sustitutiva de la Nicotina demuestran su poca efectividad o que incluso reduce las probabilidades de éxito para dejar de fumar. No lo digo ligeramente; te remito nuevamente a la Referencia 1.

¿Cómo dejo de dejar de fumar?

Los síntomas producidos por la retirada de la nicotina (el mono) no tendrían ningún efecto en absoluto si no fuera por el mapa mental erróneo que nos dice que no podemos hacer frente a la vida sin tabaco, que tendríamos que sacrificar algo si dejamos de fumar. Este sentido de sacrificio es la raíz de todas las dificultades que tiene una persona cuando intenta dejar de fumar (o dejar cualquier droga). El sentido de sacrificio está causado por la manera en la que percibimos la droga. En otras palabras, por nuestras creencias, nuestro mapa mental.

No puedes cambiar las creencias de una persona o modificar su mapa mental empleando más de la misma droga o dándole una pastilla.

Los fármacos: La otra categoría de tratamiento ofrecido por Big Farma son pastillas que alteran la química del cerebro. Ahora, no sé si tú también, pero bajo ninguna circunstancia me gustaría que grandes corporaciones con el historial de las grandes empresas farmacéuticas, me diesen sustancias químicas que alterasen mi cerebro y por tanto (algo toscamente) el funcionamiento de mi cerebro, especialmente si no son necesarios y sabiendo que tampoco son muy eficaces. Vamos a tratar de poner las cosas en su sitio:

Durante unos momentos, imagina que tienes una enfermedad muy grave. Sabes que existe una probabilidad de un 50% que esta enfermedad te va a matar. Si no te mata, sabes que poco a poco destrozará la calidad de tu vida. Te vas a sentir cada vez más cansado; te hará oler mal, manchará tus dientes, deteriorará tu piel y a la vez te quitará confianza. Pides que el médico te ayude. Te dice que hay disponibles dos posibles tratamientos:

Explica que el primero alterará la química de tu cerebro y puede producir efectos secundarios horribles, incluyendo la muerte. El fármaco es caro pero no muy efectivo, a pesar de estos efectos secundarios. De hecho, en base a informes de incidencias adversas, las autoridades relevantes en algunos países (incluyendo el FDA en los EEUU), han promulgado advertencias muy fuertes en cuanto a los peligros asociados con estos fármacos. ¡Ah! Otro aspecto del fármaco es que no trata la causa de la enfermedad, sólo los síntomas.

La segunda posibilidad es un tratamiento muy efectivo, no tiene ningún efecto secundario, trata la causa y te ayuda con los síntomas.

¿Cuál eliges? Ni siquiera necesitas tener cerebro para contestar a esta pregunta.

Hace unos años aparecimos en un programa emitido por Tele5 sobre dejar de fumar. En este programa al médico de empresa de AT&T, que había ejecutado nuestro programa con éxito se le preguntó por qué había elegido nuestro programa por encima de los fármacos. Su respuesta fue interesante. Dijo que ya había probado soluciones farmacéuticas con poco resultado y que su experiencia corroboró que nuestro programa era el más efectivo. Lo que le gustaba especialmente era que no había efectos secundarios posibles. Explicó que siendo médico, su misión era no sólo curar a las personas, sino evitar hacerles daño. Sentía que moralmente no podía justificar poner en peligro a sus pacientes innecesariamente cuando existía una solución alternativa tan inocua, segura y efectiva.

El problema es que la mayoría de los médicos no encuentran suficiente tiempo para investigar la efectividad de sus tratamientos. Tienden a aceptar los estudios y la publicidad producida por las empresas farmacéuticas. Recuerda el síndrome del martillo y los clavos: 'Si la única herramienta que tienes es un martillo, entonces todos tus problemas parecerán clavos'. Si tu herramienta principal son los fármacos, entonces cuando tropiezas con el problema de la adicción tu pregunta será, "¿Qué fármaco puedo utilizar para resolver este problema?"

El médico de AT&T fue capaz de pensar por sí mismo y salir del síndrome del martillo y el clavo. También tenía un genuino interés en el bienestar de sus pacientes. En nuestras sesiones he escuchado muchas malas experiencias de personas que han probado estos fármacos. Algunos casi perdieron la vida; algunos se sentían tan enfermos que dejaron de tomarlos. (Te animo a leer las Referencias 2 y 7 para ver una lista de los efectos secundarios de estos fármacos.)

Una profesora me contó como Champix le causó confusión y ansiedad y como se olvidaba de lo que había hablado hace un momento. Esto le ocurrió en varias ocasiones mientras enseñaba. Puedes imaginar cuánto le asustó. En mi opinión, el aspecto más siniestro de su experiencia fue que cuando se quejó de estos efectos secundarios a su médico, él insistió que no tenían nada que ver con Champix, aunque tales síntomas se encontraban entre los efectos secundarios descritos en la información facilitada por el fabricante y desaparecieron cuando dejó de tomar este fármaco.

Para terminar este capítulo, siempre me alegra enterarme de que otra persona ha conseguido dejar de fumar y no importa el método que haya empleado. Liberarse de una adicción supone una inmensa satisfacción y es uno de los pasos más positivos que una persona pueda dar en su vida. Es una de las pocas decisiones que tomamos a lo largo de la vida, de la cual sabemos, desde el mismísimo momento en el que la tomamos, que es la decisión correcta y seguiremos sabiéndolo durante el resto de la vida.

En nuestras sesiones he conocido a muchas personas que pagaron mucho dinero para estos tratamientos farmacológicos y han sufrido desde efectos secundarios moderadamente incómodos a efectos secundarios con los que se han jugado la vida. ¿Por qué correr este riesgo innecesario, cuando puedes no sólo dejar de fumar, sino alegrarte por ello simplemente leyendo un libro o hablando con un instructor? El problema con la adicción a la nicotina es el mismo que para cualquier otra adicción. No es tanto el mono físico, sino que es la manera en la que percibimos la droga lo que causa el problema. En otras palabras, necesitamos cambiar nuestro mapa mental, algo que no se puede cambiar con fármacos.

15

Mi problema es que tengo una personalidad adictiva – es genético

… lo que significa que no puedo dejar de fumar y estoy condenado a fumar el resto de mi vida.

¡Esto es el colmo! Se dicen tantas bobadas sobre personalidades adictivas, cuando en realidad la idea no es más que una noción – una idea que carece de base científica. Vamos a explorar este asunto con más detalle.

Mientras yo era adicto a la nicotina, mi comportamiento correspondía al comportamiento de un drogadicto. Durante este período podía decir que tenía 'personalidad adictiva'. Me comportaba de modo autodestructivo; estaba haciendo algo que sabía racionalmente que me hacía daño, pero sentía simplemente que no podía vivir sin ello. Tenía menos vitalidad, estaba más estresado y siempre ansioso por asegurarme de tener suficiente cantidad de mi droga a mano. Pero mi personalidad no causó mi adicción. La nicotina y la manipulación extensa de mis mapas mentales causaron mi adicción, igual que lo hacían en más del 80% de los adultos durante los años sesenta y setenta. Siguen haciéndolo en muchas personas hoy. El timo no ha cambiado nada.

Lo que hizo mi adicción fue modificar mi comportamiento, no mi personalidad.

Los adictos no tienen personalidades adictivas pero sí tienen un comportamiento adictivo.

Si alguien que deja de emplear la nicotina o cualquier otra droga, siente que ha hecho algún tipo de sacrificio, entonces es posible que busque algún tipo de sustituto. Esto no significa que tiene personalidad adictiva. El argumento 'yo tengo personalidad adictiva' es simplemente otra manera de decir, "Fumo pero no sé por qué." Además es una excusa muy conveniente: "No es mi culpa que fume, es mi personalidad." Sin embargo, incluso mejor, es el argumento: "No puedo dejar de fumar – es genético."

El punto de vista de los que se hacen llamar 'expertos' en drogadicción tiende a basarse en algo conocido como el 'Programa de Doce Pasos'. El más conocido es A.A. (Alcohólicos Anónimos). También existen N.A. (Narcóticos Anónimos), O.A. (para los que comen en exceso), S.A. (Fumadores (Smokers) Anónimos), etc. La teoría propuesta por estas personas y por otros que deberían saber más (y lo sabrían si se tomaran su tiempo para comprobar la evidencia con la mente abierta), es que nacimos como drogadictos y que no hay nada que podamos hacer, aparte de aceptar que no somos 'normales'. Nuestros genes dictan que estamos condenados. Esta idea ha distorsionado tantas vidas, causado tanta miseria y ha inhibido el crecimiento personal de tantas personas.

Vamos a hablar de la obesidad, por ejemplo. Se habla mucho de que está causada por 'genes de gordo'. (Esta teoría está fervientemente apoyada por muchas personas con algún kilo de más y el club de moda 'todo depende de los genes'.) Escúchame bien, la obesidad, en más del 99% de los casos, está causada por comer demasiados comestibles inapropiados y la falta de ejercicio. Si de verdad existieran 'genes de gordo' y por tanto 'genes de flaco', se esperaría que el ratio de personas gordas a personas flacas fuera más o menos constante a lo largo de la historia y en todas las zonas geográficas también. "¡Ah!" dices. "Padres gordos muchas veces tienen hijos gordos." Esto no se debe normalmente a sus genes, sino que tienden a adoptar los mismos hábitos alimenticios que sus padres. Los niños tienden a tener los mismos gustos que sus padres. Los padres se volvieron gordos porque comían de cierta manera. Los niños engordan por comer de la misma manera.

Mi padre murió con 53 años pesando cerca de 150 kilos. Mido 5 centímetros más que él y peso unos 55 kilos menos. Sin embargo, si bebiera y comiera de la misma manera que él, no tengo ninguna duda en absoluto que mi peso sería parecido al suyo. Como mucho menos que él; como más sano que él y no bebo enormes cantidades de alcohol como él. Hago más ejercicio que él. Por tanto, no estoy tan gordo como él. He sido más gordo y más flaco en diferentes momentos de mi vida y he encontrado que los factores determinantes son la cantidad y tipo de comida que como así como la cantidad de ejercicio físico que hago.

Todos creemos que vivimos en la sociedad más avanzada y científica que ha existido jamás. Pero la sociedad occidental ha creído esto durante los últimos quinientos años, más o menos desde el Renacimiento. Los chinos creían esto de su sociedad hace más de 3.000 años. Los árabes lo creían de la suya hace unos 600 años. Tragamos mucha información científica sobre-simplificada y engañosa sin cuestionarla. Está de moda hoy en día creer que todo depende de nuestros genes.

La mayoría de las personas tienen una idea demasiado simple sobre el significado de los genes y cómo actúan. Cada equis tiempo se pueden leer en la prensa titulares simplistas como *'Encontrado – el Gen Responsable del Alcoholismo'. 'Encontrado – el Gen Responsable de la Obesidad'.* **No existen tales genes.** Muchas veces, esto no se trata más que de un marketing disfrazado por parte de la industria de la salud. El argumento de marketing es el siguiente: si tienes algún problema genético que causa algún tipo de desequilibrio químico, entonces obviamente necesitas algún tipo de fármaco (que por casualidad cuesta un dineral) o algún procedimiento quirúrgico (que por casualidad cuesta un dineral, pero que se puede financiar) para corregirlo. Porque si el problema es genético, la 'máquina' (tu cuerpo) no funciona correctamente y no tiene la capacidad para corregir el desequilibrio o problema por sí solo.

¿Cómo dejo de dejar de fumar?

¿Los fumadores fuman porque es genético? Vamos a verificar algunos hechos. En España hace tan sólo unos treinta años, aproximadamente el 80% de la población adulta fumaba. Hoy en día la cifra se encuentra más cerca del 30%. ¿Qué vamos a creer, entonces? Si empleamos el argumento 'todo depende de tus genes', ¿estamos obligados a concluir entonces que durante los últimos 30 años ha habido una masiva mutación genética espontánea dentro de la población española? Aunque esto sería posible, es altamente improbable. Sin embargo, si estás convencido que todo depende de los genes, entonces pensarías que tiene que ser así.

Hace unos años, un cliente se liberó de sus adicciones a la nicotina y al alcohol en mis sesiones. Vamos a llamarle Pedro (no es su nombre real). Se fue encantado. Lo sé porque varios meses después me escribió para contarme lo feliz que se sentía, que no necesitaba ni alcohol ni nicotina. Me dijo que no los echaba de menos y su única pena fue que no nos había conocido antes. Me sentía muy contento por él. Toda su actitud y conducta habían cambiado para mejor. Algunas semanas después recibí una llamada de su hermano, un psicólogo, que me preguntó por qué le había dicho a Pedro que era libre. Respondí, "Mírale, es feliz. Ya no siente que necesita estas drogas; no las echa de menos y está encantado de sentirse libre. Aparte de esto, siente que está creciendo como persona." Esta respuesta le irritó al hombre y dijo que su hermano nunca podría ser libre, ya que nació como adicto de manera que no existe posible cura para él. Le pregunté que si Pedro había nacido como alcohólico, si él consideraba que podría ser 'alcohólico', incluso si no tomara ninguna bebida alcohólica a lo largo de su vida. La respuesta fue, "Sí". ¿Cómo puedes convencer a alguien que piensa con tanta estupidez irreflexiva especialmente por parte de un profesional en su campo?

"¡Ah!" dices, "Pero todos saben que una vez fumador, siempre fumador. Si un ex-fumador fuma una sola calada, se enganchará de nuevo." Esto no tiene nada que ver con su personalidad, sino con la naturaleza de las drogadicciones. Un ex-fumador nunca puede fumar 'sólo un cigarrillo'.

Tenlo claro, la idea de fumar sólo un cigarrillo es un engaño, siempre lo fue y siempre lo será. **_Tú, el fumador, nunca pudiste fumar sólo un cigarrillo, por eso estás leyendo este libro_**. Igual que los millones de jóvenes que pensaron que sólo probarían uno, te enganchaste y te convertiste en víctima del timo de la nicotina. Nunca decidiste convertirte en fumador. Decidiste experimentar con sólo un cigarrillo. Aquí estás, muchos años y cientos de miles de cigarrillos después. Cada uno de los cigarrillos que has fumado ha sido el resultado directo de la ilusión de creer poder fumar sólo un cigarrillo – algo que simplemente no existe.

La razón por la que un ex-fumador no puede fumar sólo un cigarrillo es que no pudo hacerlo nunca. No tiene nada que ver con su personalidad ni genes. Tiene que ver con la naturaleza de la nicotina, una droga adictiva y el mapa mental manipulado y erróneo. Si pasas un tiempo sin fumar y luego enciendes un cigarrillo (por la razón que sea), te engancharás de nuevo y normalmente mucho más rápido que cuando empezaste. ¿Por qué? Porque no necesitas aprender a fumar de nuevo. La razón es que ya aprendiste a fumar y una vez has aprendido algo, no puedes 'desaprenderlo'.

Vamos a comparar esto con aprender a andar en bicicleta. Normalmente aprendemos a andar en bicicleta cuando somos pequeños. Lo fundamental para andar en bicicleta es encontrar el punto de equilibrio. Una vez hayas dominado este aspecto, entonces, incluso si no andas en bicicleta durante uno, cinco o incluso diez años, sabes que nunca lo olvidarás. Pregúntale a quien quieras. Todos tienen la confianza de que da igual el número de años que lleven sin andar en bicicleta, no necesitarían nada de tiempo para aprender de nuevo. El proceso es el mismo cuando se aprende a conducir un coche, jugar al ajedrez, nadar, montar a caballo o controlar la vejiga.

Nunca 'desaprenderás' lo que has aprendido. Algo muy positivo en mi opinión. Sin embargo, esto no nos deprime. Me queda por conocer a alguien que diga "¡Una vez ciclista, siempre ciclista! Nunca me libraré de las bicicletas. Simplemente aceptamos que no podemos desaprender algo que hemos aprendido. De hecho, lo consideramos muy correctamente como una ventaja. Imagina que tuvieras que aprender a conducir de nuevo cada vez que subes al coche o aprender a nadar de nuevo cada vez que vas a la piscina. La vida sería muy diferente.

Responsabilidad: El argumento de la personalidad adictiva y 'son nuestros genes' es la excusa perfecta para evitar la responsabilidad: "Fumo y no puedo dejarlo y no hay nada que pueda hacer. Ves, es genético, tengo genes de 'nicotinómano'. No hay nada que pueda hacer con mis genes". Esto le saca de un apuro con la familia y los amigos: "Deja de darme la lata por ser fumador. Sé que es estúpido y peligroso pero no hay nada que pueda hacer; es genético." A Big Tabaco y Big Farma les complace esta situación. ¿Por qué? Simplemente porque mientras que los fumadores creen que es genético, esta creencia debilitará su determinación y mientras empleen este modelo mental manipulado, recurrirán a fármacos o sustitutos como solución − o seguirán fumando. La lógica es la siguiente: "Si mi enfermedad/adicción es genética, esto significa que de algún modo soy imperfecto y está claro que no tengo dentro de mí lo que necesito para liberarme. Necesito buscar algo fuera de mí para corregir esta situación. Tendré que recurrir a fármacos, cirugía o magia."

Tú eres suficiente. No necesitas nada más, especialmente no una droga adictiva, peligrosa y cara como la nicotina que te deja con menos vitalidad, apestando, con dientes manchados, mal aliento y sintiéndote constantemente más estresado de lo que te sentirías si no fumaras. Algunos fumadores me han dicho, "No me siento como yo si no puedo fumar." Si has fumado toda tu vida de adulto, entonces sólo te habrás sentido 'completo' mientras fumabas un cigarrillo. Incluso en estos momentos habrás sentido que un cigarrillo no es suficiente. Recuerda, es la nicotina la que te hace sentir incompleto en primer lugar.

¿Cómo dejo de dejar de fumar?

Mi propia experiencia es buen ejemplo de la manera poderosa en la que los mapas mentales determinan cómo entiendes tu propia experiencia. Yo llevaba muchos años intentando dejar de fumar en muchas ocasiones pero simplemente no podía hacerlo. Me sentía tan estresado y de mal humor que siempre volvía a caer. Dos personas cercanas murieron como resultado de fumar, una persona de un infarto y la otra de cáncer de pulmón. Esperé que el susto que provocaron estos eventos me proporcionara suficiente motivación para dejar de fumar. ¡Qué va! Incluso me hacían sentirme aún más ansioso y fumaba más. Probé muchas diferentes maneras para dejar de fumar: parches, chicles, terapia de aversión, remedios herbales entre otras. Leí y me creí los argumentos convincentes sobre personalidades adictivas. También leí información que parecía científica pero en realidad no fue más que bobadas irrelevantes sobre los receptores en nuestras neuronas y sobre cómo los genes podían modificar la química del cerebro. Añadido a esto, mi padre era alcohólico y por tanto, tenía firme evidencia (al menos superficial) de que probablemente era genético.

Estaba convencido de que tenía o bien algún defecto genético lo que me convertía en adicto a la nicotina o que tenía una personalidad adictiva – o a lo mejor, los dos. Estaba sin esperanza. Muchas noches decía algo como, "¡Vale, ya está! Éste va a ser mi último cigarrillo. ¡Mañana, no fumo!" Inevitablemente por la mañana me parecía demasiado difícil y mientras encendía el primer cigarrillo, me despreciaba a mí mismo por no ser capaz de dejarlo, mientras me sentía impotente para solucionarlo. Empezó a ocurrir algo siniestro. Empecé a sentir dolores en los gemelos esporádicamente durante las noches. Estos dolores fueron lo suficientemente fuertes como para despertarme. Sospeché que podía ser la enfermedad de Buerger. (La enfermedad de Buerger consiste en la pérdida de circulación en las extremidades y está directamente relacionada con el uso de tabaco (tanto fumado como masticado). Resulta en úlceras, necrosis y gangreno y acaba resultando muchas veces en la amputación de la extremidad gangrenada. El proceso es progresivo. Si el fumador no deja de fumar, normalmente sufrirá una serie progresiva de amputaciones, lo que muchas veces le deja sin piernas o dedos.

No me atreví a visitar a mi médico por si acaso fuera algo horrible como la enfermedad de Buerger. Sabía que dejar de fumar detiene el progreso de la enfermedad pero creía a la vez que no era capaz de hacerlo. En ocasiones me despertaba sobre las tres o cuatro de la madrugada con ese dolor en mis gemelos. Solía levantarme de la cama despacio para no despertar a mi mujer, me iba al salón sin encender las luces y fumaba unos cuantos cigarrillos seguidos. Estos fueron momentos oscuros. Me sentía muy deprimido y estaba convencido de que estaba haciendo algo que me mataría pero me sentía incapaz de dejarlo.

Llegó a mis manos un libro. La autora fue una psicóloga americana cuyo nombre no recuerdo. Su libro habrá hecho un daño incalculable a aquellos fumadores lo suficientemente desafortunados de haberlo leído con el deseo de entender la verdadera naturaleza de su adicción y liberarse. En su libro explicaba específicamente que la razón por la que las personas siguen fumando a pesar de tener síntomas de alguna enfermedad, es porque son individuos autodestructivos y que probablemente tienen un deseo oculto de suicidarse. Llegué a sospechar que probablemente tenía razón, ya que simplemente no podía encontrar una explicación al por qué seguía fumando. Llegué a creer que sí tenía una personalidad adictiva y que probablemente tenía algún componente genético también. En aquellas noches en las que me despertaba sin tener dolor en las piernas, también fumaba. Me acuerdo que pensaba, "Tengo que ser tan adicto que incluso me despierto para fumar." Me resigné a mi destino de ser un caso sin esperanza. Fue una situación deprimente.

En 1993, dejé de fumar. Llevo los últimos 16 años teniendo absolutamente claro que no tengo una personalidad adictiva ni un deseo secreto de suicidarme. Si me despierto por la noche, sé que no está relacionado con fumar. Antes era fumador empedernido, ahora soy libre. Mi comportamiento ha cambiado, no mi personalidad. Me doy cuenta de que el sentido de depresión y el sentido de desesperanza no tenían nada que ver con una personalidad adictiva, sino que era mi adicción a la nicotina lo que me daba mi comportamiento adictivo. No tenía una personalidad adictiva, sino que tenía un *comportamiento* adictivo. No dejé de fumar porque mis genes se mutaron (de genes de fumador a genes de no-fumador). Lo que cambió radicalmente fue mi percepción del fumar y de la droga nicotina. Dejé de ver el fumar tal como me habían manipulado la mente; en vez de esto, lo vi por lo que verdaderamente es. Una vez esto ocurrió, mi deseo de fumar se evaporó y me liberé. Ofrecemos sesiones para dejar de fumar a todos los fumadores junto con una garantía genuina de devolución del dinero, ¡a todos sin distinción de sus genes!

16

Pero fumar me ayuda a controlar el peso

...Me encantaría ser no-fumador pero no-fumador esbelto

Una de las preocupaciones más frecuentemente mencionadas (y una de las excusas más frecuentemente empleadas) por parte de fumadores planteándose dejar de fumar es el miedo a engordar. El comentario típico es, "Quiero ser no-fumador, pero no quiero ser no-fumador gordo". Y por supuesto 'todos saben' que es más o menos obligatorio engordar cuando dejas de fumar. Puede que incluso sea permanente. Las señoras se preocupan especialmente por esto (y sí algunos hombres también), especialmente después de Semana Santa, cuando empiezan a imaginar el verano en la playa y la 'operación bikini'.

La idea de que fumar sea una manera efectiva para controlar tu peso es un mito. Si fumar fuera un método efectivo para el control de peso, entonces sería inusual ver a un fumador gordo. Sólo tienes que mirar a tu alrededor en la terraza de cualquier bar o cafetería para darte cuenta de que éste no es el caso. Lo hice esta misma mañana en el bar donde habitualmente tomo el café. Desde los jóvenes con veinte años hasta los señores mayores con sesenta años, once de los catorce fumadores acurrucados alrededor de los barriles de cerveza que sirven ahora de mesa para los ceniceros, tabaco, etc. en el exterior de muchos bares, tenían sobrepeso. Mira a tu alrededor. ¿Cuántos de los fumadores que conoces tienen el peso correcto? Algunos lo tienen, muchos no. Lo que está meridianamente claro es que existen muchos fumadores gordos.

Leí hace poco en el periódico que fumar ayuda a reducir el peso porque estimula la expresión de un gen que te ayuda a mantenerte delgado. Todo periódico que publicó un artículo que ofrecía esperanza a sus lectores de que la nicotina fuese una ayuda para adelgazar se estaba dejando llevar por bobadas sensacionalistas. Está claro que ni siquiera se molestaron en investigar los hechos. Este estudio, de hecho, fue una *prueba de laboratorio llevado a cabo en ratones*. La conexión es poco sólida en el mejor de los casos y lejos de ser concluyente. *En ningún momento el estudio afirma que fumar adelgace.*

Piénsalo durante un momento. ¿Te suena apropiado emplear una droga tóxica y adictiva, que progresivamente reduce la calidad de vida de todos sus consumidores y que mata de modo horrible a la mitad de ellos, para controlar tu peso? Aparte de matar a más de cinco millones de personas al año, te mancha los dientes, da mal aliento, arruina la piel y te quita vitalidad. No necesitas ni siquiera tener cerebro para llegar a la conclusión de que el empleo de la nicotina es una táctica absurda para controlar tu peso. Sin embargo, durante un momento, vamos a imaginar que tú, el lector, sólo tienes medio cerebro (hipotéticamente y no pretendo ofenderte) y por tanto crees absurdamente que sí, el uso de tal droga sea una buena idea. Tengo una sugerencia para ti. ¿Qué tal te parece emplear otra droga adictiva – la heroína, por ejemplo? He conocido a muchos fumadores gordos pero aún me queda por conocer a un heroinómano gordo, así que ¿por qué no emplear heroína en vez de nicotina? ¿Qué pensarías si un adicto a la heroína empezase a justificar su adicción, diciendo que sabe que la heroína es muy mala y que le gustaría dejar de emplearla, pero al menos le ayuda a controlar el peso? ¡Estúpido! ¿Verdad? El empleo de la nicotina para controlar el peso es igual de estúpido y en el mejor de los casos una de las justificaciones más tristes y pobres que se emplean. (Utilizo la heroína como ejemplo. Que quede claro que lo que he escrito de ninguna manera consiente el uso de la heroína.)

Piénsatelo. Los no-fumadores también tienen problemas de peso y muchos consiguen hacer frente y solucionar este problema sin recurrir a drogas adictivas tóxicas.

Vamos a explorar ahora los cambios fisiológicos que podrían afectar tu peso cuando dejas de fumar. Si entendemos estos cambios podemos evitar la trampa de engordar.

A lo largo de millones de años de evolución, tu cuerpo (que se podría considerar como una planta química) ha desarrollado un sistema de control que se conoce por el término 'homeostasis'. La homeostasis, tal como implica su nombre, es un sistema de control que ha evolucionado para mantener el ambiente interno del cuerpo dentro de los mejores parámetros para su óptimo funcionamiento. Por ejemplo, el pH correcto, el nivel correcto de azúcar en la sangre, la temperatura correcta, el nivel correcto de hidratación, el nivel correcto de oxígeno. Gracias a este maravilloso sistema, tu cuerpo es capaz de adaptarse a los muchos cambios en el ambiente. Cuando introduces en tu cuerpo una toxina tal como la nicotina (junto a los miles de otras sustancias químicas tóxicas en un cigarrillo), tu cuerpo se adapta para protegerse y mantener un funcionamiento correcto – es decir, su estado natural saludable. Cuando dejas de fumar, tu cuerpo necesita un tiempo para eliminar estas toxinas, para ajustarse y volver a un funcionamiento correcto (estado normal de salud). Confía en tu cuerpo. Sabe lo que necesita hacer.

Los cambios que más nos interesan aquí son los siguientes:

Metabólicos: La nicotina aumenta el ritmo del corazón y a través de una reacción química pone en circulación más azúcar en la corriente sanguínea. La respuesta de tu mecanismo homeostático (para mantener tu cuerpo dentro de los límites correctos) es reducir el trabajo correspondiente realizado por tu cuerpo en estas áreas. Cuando dejas de fumar, tu cuerpo inmediatamente empieza el proceso de eliminación de la nicotina y por tanto, se queda sin el efecto producido por la nicotina. Tu cuerpo necesita tiempo para volver al nivel normal de actividad. Durante este período (normalmente unas 3 semanas), puede que experimentes el deseo de comer cosas dulces (éste es tu cuerpo que intenta aumentar los niveles de azúcar). Puede que el ex-fumador empiece a comer más cosas dulces (chocolate por ejemplo.)

Si empleas la comida para elevar el nivel de azúcar en la sangre, se tarda unos 20 minutos desde el momento en el que masticas y tragas la comida hasta que el azúcar se libera en la sangre. Mientras que la nicotina, a través de una reacción química, hace que el cuerpo libere azúcar que tiene almacenado no en 20 minutos sino en cosa de segundos. En cierto modo, tu cuerpo no ha tenido que liberar azúcar solo durante años; lo ha hecho utilizando el efecto de la nicotina durante años.

Esta es una de las razones por las que muchas personas engullen tanta comida después de dejar de fumar. El nuevo no-fumador experimenta una caída de azúcar en la sangre e instintivamente quiere comer algo dulce. Lo come, pero no se siente saciado. *Recuerda, que aunque sólo tardas un par de minutos en comerlo, no se nota la subida del nivel de azúcar en la sangre hasta dentro de otros 18 minutos.* Ya que no te sientes mejor inmediatamente, la tentación es seguir comiendo más y más comida, minuto a minuto hasta que finalmente empiezas a sentirte mejor. ¡Cuidado! Puedes comer mucha comida en 20 minutos. Esto se puede repetir en numerosas ocasiones durante el día. Rápidamente te acostumbras a este nivel de consumo (cuanto más comes, tanto más quieres comer.) La ecuación es muy simple. Has aumentado la ingesta de calorías, mientras haces la misma cantidad de ejercicio que antes. El resultado es precisamente lo que esperarías si alguien empieza a comer más y no se mueve más: se vuelve más gordo.

SOLUCIÓN: La mejor manera de evitar esta trampa es asegurarte de tener fruta fresca a mano durante los primeros días – uvas, ciruelas, nectarinas, por ejemplo. Si esto no es posible, entonces zumo, pero cuánto más fresco y real, mejor, ya que hay muchas más vitaminas, minerales y otros nutrientes en la fruta fresca en comparación con los comestibles manipulados. Si sientes la necesidad de picotear entre comidas, come fruta o bebe un zumo de fruta y espera 25 minutos para averiguar qué tal te sientes. Encontrarás que el azúcar de la fruta se absorbe rápidamente y pronto no tendrás la sensación de que necesitas algo dulce. Recuerda la 'regla de los veinte minutos' cuando te sientas para comer. Lo ideal es levantarte de la mesa sintiendo que podrías comer un poco más.

Peristalsis: Peristalsis es el término que se emplea para describir las contracciones musculares del intestino que mueve la comida entre el estómago y el ano. La nicotina provoca un aumento en esta actividad peristáltica. (Muchos fumadores se aprovechan de este efecto, empezando su día sentados en 'el trono' fumando un cigarrillo, lo que tiene el efecto de estimular una 'evacuación'.) Cuando dejas de fumar, el nivel de esta actividad peristáltica baja hasta que el cuerpo se ajuste. Para algunas personas, esto puede significar estar estreñidos durante poco tiempo y como consecuencia se sienten hinchadas y cuesta abrochar el cinturón. No es serio y se puede solucionar rápidamente con unos cambios sencillos en la dieta.

SOLUCIÓN: Para evitar problemas en este apartado, es mejor comer (sí, sí, lo has adivinado) fruta. Recomiendo al menos un par de kiwis al día y en algún momento, durante el día, unas ciruelas pasas.

Absorción: La nicotina aumenta la producción de mucosidad del forro del intestino grueso. Esto impide una absorción eficaz de nutrientes. El fumador no puede aprovechar efectivamente los nutrientes presentes en lo que come. Cuando deja de fumar, la persona ahora sí puede sacar mayor valor nutricional de la misma comida que comía antes. Puede que aquellas personas propensas a engordar, se quejen, "Esto significa que no puedo comer lo mismo que comía antes," como si volver al equilibrio implicara algún tipo de sacrificio. Imagina que fuera a tu casa y arreglara tu caldera de manera que ahora funciona de manera mucho más eficiente, necesitando menos cantidad de combustible. ¿Te quejarías? ¡Por supuesto que no!

SOLUCIÓN: Recuerda que estarás pasando por un período de ajuste, no porque has dejado de fumar, sino porque *empezaste a fumar*. Tu cuerpo lleva años en un estado patológico y te has acostumbrado a ello. Cuando dejas de fumar, necesitarás darte un margen de tiempo para descubrir lo que funciona para ti.

Retención de líquidos: Cuando dejas de fumar, tu cuerpo empezará un proceso de eliminación de toxinas. A medida que salen de los tejidos se eliminarán a través de la orina, heces y otras vías. Sin embargo, al tener estas toxinas circulando por el cuerpo, es probable que haya mayores fluctuaciones en el pH del cuerpo, produciendo más acidez y puede que por tanto tu cuerpo retenga agua para neutralizarlo, hasta que se eliminen las toxinas. A veces, esto crea una especie de efecto de hinchamiento que luego desaparece, una vez se hayan eliminado las toxinas. Muchas mujeres están acostumbradas a esta sensación de retención de agua ya que la experimentan justo antes de la menstruación.

SOLUCIÓN: Si te notas hinchado por la retención de líquidos, lo puedes aceptar como parte del proceso o puedes tomar medidas para acelerar el proceso de eliminación de toxinas. Puedes pedir a tu farmacéutico, si quieres que te recomiende un diurético suave, por ejemplo la "cola de caballo" asegurándote de seguir bien las instrucciones. Puedes reducir la retención de líquidos si ayudas a tu cuerpo a eliminar esos venenos más rápido. Esto lo puedes hacer si bebes más agua y comes fruta en ayunas – idealmente en el desayuno. (La piña y el melón son especialmente efectivos.) Conviene también estimular el sistema linfático. Los masajes y el ejercicio como la natación o saltar en un trampolín, son ideales.

Sustitutos y premios: Una causa común de ganancia de peso después de dejar de fumar es la idea de que después de dejarlo necesitarás una especie de sustituto o premio. El hecho es que no necesitas ninguno de los dos. La adicción a la nicotina es una especie de pesadilla sin sentido. No necesitas un sustituto o premio una vez te has liberado de una enfermedad ¿verdad? Imagina liberarte de un brote de herpes genital y decirte a ti mismo, "Ya no tengo herpes, ¿qué puedo hacer ahora? ¡Ya lo tengo! ¡Comeré un donut!" O decirte, "Llevo una semana sin sufrir los síntomas de herpes genital, me regalaré una tableta de chocolate como premio." Parecería un poco raro ¿verdad? No emplees la comida ni otra cosa en plan de sustituto o premio por haber dejado de fumar.

Algo que siempre es beneficioso es el ejercicio. Durante tu vida de ser fumador, es probable que te encontrases evitando situaciones de demanda física. Rompe este círculo y MUÉVETE. El ejercicio no se trata sencillamente de ir al gimnasio o salir a correr, es toda una actitud. Existen muchas oportunidades para hacer ejercicio: las escaleras en vez del ascensor, aparcar el coche de manera que tengas que andar, ir andando a la tienda en vez de ir en coche; salir del metro un par de paradas antes y caminar. Baila, nada, salta en un trampolín – encuentra algo que te divierta. Empieza a pasos pequeños.

Geoffrey Molloy

17

Un puro para esos momentos especiales – o tal vez una pipa

Fumar puros es el mejor ejemplo tal vez de como la mentalidad 'monkey see, monkey do' (hago lo que veo) ha sido explotada por la industria de las comunicaciones en nombre de la industria tabacalera. Nos han manipulado la mente para que percibamos el hecho de fumar puros como algo diferente de y no tan peligroso como fumar cigarrillos. El puro está también relacionado a tales ideas como el éxito, la sofisticación, ser hombre y está asociado con celebraciones y el poder. La idea sobre fumar puros podría expresarse de la siguiente manera: fumar cigarrillos es algo que puede hacer cualquier 'fulanito', mientras que fumarse un puro es un placer auténtico, un lujo, algo más especial, sofisticado y elegante. También se cree que, ya que no se inhala el humo (bueno, no tanto), no es ni tan adictivo ni tan peligroso. Se representa como algo que se puede hacer ocasionalmente, como beber champán.

Muchos de los hombres y algunas de las mujeres que vemos de nuevo en nuestras sesiones, se dejan engañar por esta parte enrevesada del timo. Se encuentran en alguna celebración – una boda, bautizo, o acaban de tener éxito en algo, y enciendan un puro, medio mintiéndose y medio esperando que el modelo mental manipulado sea la verdad pero en poco tiempo se encuentran fumando la misma cantidad de cigarrillos que fumaban antes, o el equivalente en puros. Para los que estáis leyendo este libro, creyendo que fumar puros o pipa es diferente, es hora de despertaros.

En primer lugar, vamos a dejar absolutamente claro que fumar tabaco de cualquier forma es una *adicción a la nicotina,* bien sea pipa, puro, cigarrillo o tabaco mezclado con cannabis en un porro. También masticar cualquier cosa que contenga nicotina.

Recuerda, estamos hablando de la adicción a la nicotina: fumadores de puro, pipa, las personas que mastican tabaco y las que utilizan parches, chicles, cigarrillos sin humo de nicotina – todos están adictos a la nicotina.

Vamos a explorar las mentiras y mitos asociados con fumar puros:

Primer mito – Es más seguro fumar puros que cigarrillos. Un estudio publicado en el 'New England Journal of Medicine' afirma lo siguiente:

Una de las ideas claves detrás de la popularidad de los puros es la creencia de que son una alternativa más segura que los cigarrillos porque no se inhala el humo y porque tradicionalmente los puros normalmente se fuman en ocasiones especiales y no a diario. Tradicionalmente, los fumadores de puros guardan el humo en su boca y garganta, permitiendo que la nicotina y otros compuestos químicos se absorban a través de la mucosa de la boca y garganta, en vez de inhalar el humo dentro de los pulmones. El fumador puede pasar más de una hora fumando un solo puro, lo que supone el mismo riesgo a contraer cáncer de boca que fumar un paquete de cigarrillos al día. Los fumadores de cigarrillos a diario y los fumadores de puros a diario corren un nivel parecido de riesgo a desarrollar un cáncer oral. Los fumadores que fuman más de cinco puros al día corren el riesgo a desarrollar un cáncer de pulmón muy similar a los que fuman un paquete de cigarrillos al día.

La diferencia principal entre fumar puros y cigarrillos es el tipo de cánceres que desarrollan los fumadores de puros, que es normalmente un cáncer en la cabeza o cuello, en vez del pulmón, tan común en fumadores de cigarrillos. Desafortunadamente, las personas que cambian de cigarrillos a puros, tienden a fumar los puros de la misma manera en la que fumaban los cigarrillos, inhalando profundamente y muchas veces. La inhalación del humo de los puros aumenta los riesgos a la salud por fumar puros, de manera que el fumador de puros correrá los mismos riesgos que el fumador de cigarrillos.

A diferencia de los cigarrillos, los puros no tienen filtros para reducir el contenido de alquitrán y nicotina.

El perfil típico de los fumadores de puros identificados en los estudios es que tienden a ser algo más mayores, con más obesidad, mayor tensión arterial, niveles de colesterol más elevados y más propensos a padecer diabetes que los que no fuman puros. Tienden adicionalmente a consumir mayor cantidad de alcohol. La mayoría fuma menos de 5 puros al día. Debido al largo proceso de envejecimiento y fermentación en las hojas de los puros, debido al tamaño más grande de los puros y debido a la manera tóxica en la que se quema por los envoltorios no-porosos, el humo del puro contiene veinte veces más amoníaco que los cigarrillos y de 80 a 90 veces más cantidad de nitrosaminas cancerígenas específicas. Además, el humo de los puros contiene 30 veces más monóxido de carbono que el humo de los cigarrillos y todos los 4.000 compuestos químicos tóxicos que se encuentran en el humo de los cigarrillos.

Si tú crees que es más seguro fumar puros que cigarrillos, estás totalmente mal informado. Toda evidencia señala al hecho de que es al menos igual de peligroso y en algunos aspectos, más peligroso fumar puros que fumar cigarrillos.

Segundo mito – Fumar puros es menos adictivo que fumar cigarrillos.

La fuente de la siguiente información es la 'American Cancer Association'.

Los puros y cigarrillos se diferencian los unos de los otros tanto por el tamaño como por el tipo de tabaco que se emplea. Los cigarrillos normalmente tienen un tamaño más uniforme y contienen menos de 1 gramo de tabaco. Los puros, por otro lado, pueden variar en tamaño y forma y pueden llegar a medir más de 13cm de largo. Se puede tardar entre una y dos horas en fumar los puros grandes, mientras que se tarda menos de 10 minutos en fumar la mayoría de los cigarrillos. Los puros grandes típicamente contienen entre 5 y 17 gramos de tabaco. No es inusual que algunos puros 'especiales' contengan la equivalente cantidad de tabaco que un paquete entero de cigarrillos.

Los cigarrillos tienen un contenido total medio de nicotina de unos 8,4mg, mientras que muchas marcas populares de puros contendrán entre 100 y 200 mg, hasta 450mg de nicotina. De hecho, si fumas un solo puro grande al día, ingerirás más nicotina y más monóxido de carbono que si fumaras un paquete de veinte cigarrillos.

Tercer mito – fumar puros es sofisticado y elegante.

La excusa más triste de todas. Hace unos años estaba esperando a una persona en la entrada de la estación de metro de Moncloa en Madrid. Mientras esperaba, pasaba el tiempo observando como un vagabundo coleccionaba unas cuantas colillas. (Tenía media docena de colillas 'decentes'.) Era una agradable tarde y el vagabundo estaba sentado ante los últimos rayos de sol felizmente sorbiendo de su tetrabrik de tinto, fumando sus colillas. Parecía bastante satisfecho consigo mismo. Mientras observaba como se drogaba con alcohol y nicotina, también me fijé en las miradas menospreciantes que recibía por parte de las personas que pasaban por ahí. Estoy seguro de que muchas de las personas que le miraban con menosprecio empleaban alcohol y tabaco igual que él y se me ocurrió una pregunta: "¿Qué diferencia hay entre este vagabundo que fuma colillas y bebe de un tetrabrik de tinto y un hombre más adinerado sorbiendo un coñac caro y fumando un puro de los caros?" La respuesta por supuesto es dinero. Los dos están empleando las mismas drogas; es sólo que una de las personas puede permitirse el lujo de disimular sus adicciones mejor que el otro.

Observa a las personas que fuman puros en bodas y otras celebraciones. Verás como la idea de que fumar puros es algo sofisticado y elegante está tan arraigada que incluso algunos hombres no-fumadores, que claramente no disfrutan del proceso intentarán fumar un puro. Es su oportunidad para comportarse como un hombre rico celebrando 'con estilo' incluso si acaban sintiéndose enfermos y mareados. En estas ocasiones los fumadores aceptarán el puro y harán como si lo estuvieran disfrutando, buscando la primera oportunidad para deshacerse de ello sin ofender a nadie. El timo asociado con los puros me recuerda al cuento para niños: 'La Nueva Ropa del Emperador':

El presumido Emperador de una ciudad próspera que se interesaba más por la ropa que por actividades militares o espectáculos, contrató a dos timadores que se prometieron a confeccionarle el traje más elegante con la tela más hermosa. Le explicaron que esta tela era invisible para las personas estúpidas o no aptas para su posición. El Emperador no podía ver la tela (que no existía) pero hacía como si lo viera por miedo a parecer estúpido; sus ministros hacían lo mismo. Cuando los timadores declararon que el traje estaba listo, hacían como si estuvieran vistiendo al Emperador. El Emperador luego desfiló por la capital para presumir de su nueva ropa. Durante el desfile un niño pequeño de repente gritó: "Pero no tiene nada puesto, ¡está desnudo!" La multitud se dio cuenta de que el niño estaba diciendo la verdad y empezaron a abuchearle. El Emperador, sin embargo, mantenía su cabeza alta y continuó desfilando.

Vamos a colocar esto en un contexto moderno. A un hombre le importa su aspecto externo, su 'estatus' y placeres de la vida tanto, incluso más que el logro real. Los señores de la industria tabacalera (timadores mentirosos inmorales, hasta el último hombre) se dan cuenta de esto y deciden explotar su debilidad. Le prometen que todos los que le vean le considerarán un hombre exitoso, importante y guapo si tan sólo colocase estas cosas marrones apestosas en su boca, las encendiese y se tragase el humo. Siguen explicando que sólo las personas estúpidas, poco sofisticadas y sin éxito serían incapaces de apreciar el acto culto y refinado de tragar el humo de esa cosa marrón apestosa. El hombre lo prueba. Huele fatal; empiezan a llorarle los ojos; le quema la garganta; incluso le hace toser. Sin embargo, no quiere aparentar ser ni estúpido ni poco sofisticado, al contrario, quiere aparentar tener éxito, ser importante, poderoso y atractivo, de manera que mantiene cerrada la boca y hace como si le gustara. Después de un tiempo, se vuelve adicto (éste fue el objetivo de los timadores desde los principios), pero en vez de liberarse, se hace socio de los 'clubes' en los que pagas una pequeña fortuna y donde los 'sofisticados' (quiero decir crédulos) aprenden cómo disfrutar de encender y luego tragar el humo procedente de cosas marrones apestosas. Incluso si otras personas le dicen que apesta y que parece tonto con aquella cosa puesta en su cara, no les hace caso y pasa el rato con otros fumadores de cosas marrones apestosas.

Se escuchan tantas bobadas sobre los puros – que de alguna manera son diferentes, que no son adictivos, que puedes fumarlos de vez en cuando. Fumar puros es lo opuesto a ser sofisticado. Se requiere una mente sofisticada para poder ver a través de la manipulación mental. Cualquier borrego puede seguir la moda. ¿Te parece el emperador del cuento un hombre sofisticado, inteligente o atractivo? Creo que no. Tampoco lo es el fumador de puros. Fumar puros o pipa es igual que fumar cigarrillos, sólo que pagas más para hacerlo.

18
El mono se encuentra principalmente en la mente

Cuando fumaba tenía la costumbre de relajarme en el salón al final del día. Los niños estaban acostados, todo estaba recogido y solía sentarme junto a mi mujer para leer mientras fumaba los últimos cigarrillos del día. Recuerdo una ocasión en particular cuando me quedaban tan sólo tres cigarrillos en el paquete que tenía. Esto no me preocupó demasiado ya que sabía que tenía otro paquete completo en la mesita al lado de la cama. Hubiera preferido tener dos pero acepté que al menos tenía uno. Fumé los tres cigarrillos, luego fui a nuestra habitación. Mientras me preparaba para acostarme, me di cuenta, con cierto alivio y satisfacción que efectivamente el paquete de tabaco se encontraba en la mesita de noche, tal como pensaba. Me acosté y a punto de dormir, en este extraño estado delicioso de ensueño entre los mundos de estar despierto y dormido, de repente me surgió el pensamiento, "mejor verifico que queda tabaco dentro del paquete… por si acaso." Lo cogí e inmediatamente fue obvio que algo iba mal: pesaba mucho menos de lo que tenía que haber pesado. ¡Lo abrí y horrorizado descubrí que estaba vacío! (Más tarde me enteré de que dos de mis hijas, en una tentativa amorosa de salvarme la vida, habían robado los cigarrillos y los habían enterrado en el jardín… pero esto es otra historia). El sueño se evaporó al instante. Intenté relajarme, ya que eran las 12:30 de la noche y no quise vestirme y salir sólo para comprar tabaco, pero después de veinte minutos vacilando de sí ir o no ir, me levanté, me vestí y fui en coche a comprar tabaco en una gasolinera a veinte minutos de casa. (Aún era posible comprar tabaco en gasolineras en aquella época.) Cuando finalmente conseguí un par de paquetes, fumaba sin parar en la vuelta a casa y uno más cuando llegué a casa – tres o cuatro en total. Finalmente conseguí dormirme una hora más tarde de lo previsto.

Es probable que hayas experimentado algo parecido, como por ejemplo, bajar a la cafetería más cercana en pijama a la una de la madrugada; o al llegar a casa después del trabajo, siempre asegurarte que te sobra tabaco antes de entrar en casa.

Estos momentos de pánico o estrés están causados no tanto por el mono físico de la nicotina (recuerda, estaba relajado y casi dormido de manera que esto claramente no era el problema), sino por el miedo a la posibilidad de encontrarme sin mi droga. Por supuesto cuando encendí mi cigarrillo me sentía mucho más relajado sin darme cuenta de que fue el cigarrillo anterior el que me había dejado con sensación de inquietud en primer lugar. Un no-fumador puede relajarse sin tener que dosificarse primero con una toxina. Fue mi creencia de que no podía afrontar el día sin mi café grande y un cigarrillo y la idea de que tendría que hacerlo sin tabaco lo que provocó el pánico.

Métetelo en la cabeza, los fumadores no disfrutan fumando. Lo que los fumadores describen como placer o satisfacción no es ni más ni menos que el alivio momentáneo del malestar continuo que padecen.

Si crees que no puedes relajarte sin un cigarrillo, entonces será imposible que puedas relajarte hasta que fumes un cigarrillo. Pero ¿te has dado cuenta de que el cigarrillo te relaja en situaciones que son relajantes tanto para fumadores como no-fumadores? Aquel momento especial al final del día, por ejemplo, cuando los niños están finalmente en la cama y estás sentado leyendo una novela − éste es un momento relajante, seas fumador o no. Mientras eres fumador, no puedes acercarte al estado de relax que siente el no-fumador hasta que hayas fumado tu cigarrillo y aun así, no puedes eliminar el mono físico del todo, de manera que el fumador nunca puede llegar a sentirse tan relajado como un no-fumador. Una vez más el verdadero efecto de fumar es, como siempre, el opuesto a lo que creemos mientras somos adictos.

19

Me encantaría ser fumador ocasional – sólo fumar esos pocos cigarrillos 'especiales'

Un fumador intenta dejar de fumar pero luego fracasa porque se dice algo como, "No puedo estar así: ¡el resto de mi vida sin un solo cigarrillo! Sólo necesito mis cigarrillos 'especiales'. Y así empieza el sufrimiento que supone su tentativa de convertirse en fumador ocasional.

Puede que empiece con la idea de que será menos adicto, pero lo que ocurre es que rápidamente encuentra que está pensando constantemente en fumar. Mientras fumaba cigarrillo tras cigarrillo, igual que la mayoría de los otros fumadores, fumaba automáticamente, casi sin ser consciente de que fumaba. Cuando un fumador fuma sin restricciones, sin control, entonces el momento más probable en el cual va a ser consciente de que fuma es cuando ha fumado demasiado y tiene un sabor asqueroso en la boca, le duele la cabeza y muy probablemente tenga náuseas. Es decir, cuando el fumador se vuelve consciente de la experiencia de fumar, se da cuenta de que es una experiencia desagradable. Pero ahora que sólo fuma cinco al día, cada cigarrillo se convierte en un premio. El premio no es el cigarrillo; nunca lo fue. Fumar es la cosa asquerosa apestosa cancerígena que tenemos que hacer para aliviar el mono. Igual que el hambre con la comida o sed con el agua, cuanto más tiempo esperas, tanto mayor es la necesidad y por tanto, tanto más agradable te parece el alivio. La diferencia entre hambre y sed por un lado y mono por nicotina por el otro, es que el hambre y la sed forman parte de nuestro mecanismo para la supervivencia y existen para asegurar que suministremos a nuestros cuerpos materiales vitales para mantenernos vivos y cuando lo hacemos sentimos un alivio que reconocemos como placer. El mono de la nicotina se parece algo al hambre, pero no es hambre por comida, sino por una toxina que deja una estela de enfermedad, esclavitud y muerte.

Envenenarte no puede ser placentero. ¿Cómo podría serlo? Es el parásito de la nicotina intentando alimentarse. Deja de alimentarle y pon punto final a su hambre. El parásito se muere y te liberas.

Recuerda, los factores que determinan el número de cigarrillos que fumas son los mismos que para cualquier drogadicción: la capacidad física de tu cuerpo para resistir el envenenamiento sistemática y la oportunidad para hacerlo. Si fuera diferente, entonces no sería una drogadicción ¿verdad?

Una vez tras otra, los fumadores dejan de fumar y en vez de celebrarlo, empiezan a añorar sólo un cigarrillo, sólo los especiales. No existen y punto. 'Sólo un cigarrillo' significa la vida de ser fumador – falta de energía, mal aliento, dolores de cabeza, la esclavitud, el miedo, estigma social, sentido de estupidez, tos, enfermedad. No hay otra cosa. ¿Todo este sufrimiento para conseguir que? Nada, sólo para intentar aliviar el malestar causado por el cigarrillo anterior.

Lo que los fumadores están deseando en estas situaciones es algo que ellos mismos no quieren tener. Todo lo que les espera si vuelven a fumar es la vida de un fumador, la vida de un adicto a la nicotina. La razón por la que dejaron de fumar fue porque odiaban vivir la vida de un fumador. Y ahora sienten pena de sí mismos porque no pueden tener algo que ellos mismos no quieren tener.

¿No te parece esto una receta para la miseria y fracaso o qué? La persona que se siente infeliz si no puede fumar sólo un cigarrillo, se sentirá aún peor si lo enciende ya que se encontrará directamente de nuevo en la pura realidad – es decir, en la depresión y la esclavitud de la vida de un fumador.

No necesitas tener cerebro para entender que no tiene ningún sentido esta actitud: sentirte infeliz por la pérdida de algo que tú mismo no quieres tener. Piensa en lo que significa esto, si no puedes fumar, te sentirás desdichado (porque no puedes fumar sólo un cigarrillo – algo que no existe de todos modos) y si fumas uno, muy pronto te sentirás deprimido al darte cuenta de que vuelves a estar enganchado.

Todo esto es especialmente desgarrador ya que en realidad dejar de fumar es maravilloso. ¿Cómo no podría serlo? No renuncias a nada. No sacrificas nada. De hecho, todo lo contrario. Te regalas a ti mismo más dinero, más energía, más respeto por ti mismo, más paz interior, más vitalidad, mayor libertad. No renuncias a nada. No sacrificas nada porque no hay nada que sacrificar.

Cuando me encuentro con fumadores y ex-fumadores en una situación social, muchas veces me cuentan su propia historia de fumador. La mayoría de los ex-fumadores con los que hablo entienden que no es posible fumar sólo un cigarrillo, sin embargo, muchos aún creen que tuvieron que sacrificar algo. Esto es muy triste ya que en realidad son libres, pero irónicamente no lo saben. Incluso con un sentido de sacrificio, se dan cuenta de que están mucho mejor como no-fumadores que cuando fueron fumadores. Las personas más graciosas son las que intentan convencerme de que lo tienen controlado, que les encanta fumar y que pueden dejarlo cuando quieran, incluso señalando el hecho de que lo dejaron el año pasado durante unos meses, sin poder ver la contradicción: si les encanta fumar tanto ¿por qué lo dejaron entonces? Un fumador proclamó que antes era fumador empedernido pero que ahora sólo fumaba cinco al día. Cuando le indiqué que había fumado más de cinco durante nuestra conversación, me dijo que era diferente en las fiestas. ¡Siempre es diferente! ¿Verdad?

El hecho es que todos los drogadictos mienten (especialmente a la gente más cercana) y lo que es más importante, a sí mismos.

Un vecino del pueblo donde vivimos, un ex-fumador empedernido, había dejado de fumar hace más de un año cuando de repente le vi fumar en una fiesta del pueblo. Le dije, "Veo que has empezado a fumar otra vez." Lo negó, a pesar del hecho de tener un cigarrillo encendido en la boca. Luego explicó que sólo fumaba ahora, en este día en particular porque eran las fiestas anuales del pueblo. Me pareció una excusa absurda pero no dije nada más. Unos meses después, ahí estaba fumando en otro evento organizado en el pueblo. Explicó que ya que no se había enganchado, ahora fumaba sólo en fiestas. No insistí más. Unas semanas después pasaba por su casa y le escuché gritar a su mujer, "¡Oye! ¿Me compraste tabaco verdad?" Estaba convencido de que la próxima vez que le viera, estaría fumando dos paquetes al día. Pero no, cada vez que nos encontrábamos me dijo que no fumaba. Finalmente un día, le vi caminando por un sendero en el campo envuelto por una nube de humo. No está claro a quién estaba intentando engañar - ¿a mí, a sus amigos, a sus vecinos? Mi impresión es que estaba intentando engañarse a si mismo principalmente. ¿No hemos sido todos culpables del autoengaño en algún momento?

Geoffrey Molloy

20
La curiosidad mató al gato

Entre los casos más tristes que veo en nuestras charlas de refuerzo son aquellas personas que volvieron a caer por culpa de la curiosidad. Estas personas muchas veces llevan años sin fumar y son muy felices siendo no-fumadores. No echan de menos el tabaco, tampoco creen que exista ningún beneficio en fumar. Sin embargo, ellos, igual que tú y yo, siguen sometidos a la conspiración de la industria del tabaco y de las comunicaciones que continúan bombardeándonos con sus mentiras de toda manera posible.

Puede que de repente nuestro no-fumador feliz se encuentre en una situación social, en una boda, por ejemplo. Sacan los puros como parte de la celebración. Puede que empiece por no aceptarlos pero luego puede que la curiosidad le venza. Se ha recuperado de los efectos de fumar y no se ha sentido tan bien nunca pero esta sensación de plena salud, que hace no mucho, era algo de que maravillarse, ahora lo da por sentado. Empieza a tener curiosidad: "No he fumado un puro en años. Me pregunto si saben tan horribles como sabían antes, aunque es mejor que no lo haga, ya que podría empezar a fumar de nuevo. Sin embargo, llevo tres (cinco, diez) años sin fumar y ha sido fácil. He hecho frente y he vencido a todo tipo de situaciones sin fumar – situaciones sociales, momentos de estrés. Lo tengo controlado. No va a pasar nada por un solo puro. Después de todo es sólo uno y sólo aquí en esta boda."

Fuma el puro, que sabe asqueroso y luego ¿qué ocurre? Un sutil cambio de actitud. En vez de ser fumador que quiere ser no-fumador, ahora se convierte en ex-fumador que está intentando descubrir cómo ser fumador ocasional. Durante años, la idea de fumar simplemente ni se le ocurría al señor pero ahora tiene una vocecita en su oído que le sugiere cada equis tiempo que no pasaría nada si fumara otro puro – "sólo en las ocasiones especiales". Pasa una semana o tal vez varias semanas y el señor se encuentra en otra 'situación de puros' – sábado por la noche, por ejemplo, después de una cena. Termina la cena y alguien saca los puros. Piensa el señor, "Bueno fumé uno antes y no pasó nada, así que, ¿qué posible daño puede hacerme un solo puro un sábado por la noche? ¡No es como si volviera a fumar cigarrillos!" Lo que no se ha hecho es la pregunta clave: "Si el primero fue tan asqueroso, ¿Por qué quiero encender otro?"

El señor quiere creer que lo puede controlar, de manera que empleará todos los hechos que pueda coleccionar como evidencia de que lo tiene bajo control.

129

Puede que mantenga el ritmo de 'un solo puro el sábado por la noche' durante unas semanas o incluso más. Su confianza crece a medida que colecciona evidencia que demuestra, "esta vez, sí es diferente. Esta vez lo tengo controlado". Puede que negocie un trato consigo mismo, diciéndose algo así como, "Bueno, he conseguido no engancharme. (¿A quién está engañando?) Esto significa que puedo fumar sólo tres cigarrillos especiales al día: uno con el café por la mañana, otro después de la comida y puede que uno por la noche."

Puede que en este momento sea consciente de que aparte de la vocecita que le está diciendo constantemente, "vas muy bien, esta vez lo tienes controlado de verdad," hay otra voz que está diciendo, "¡Imbécil! ¿Qué has hecho?"

Puede que el fumador consiga mantener el ritmo de fumar sus tres cigarrillos al día durante un tiempo, puede que días o semanas, pero tarde o temprano, se encuentra en una fiesta de copas y fuma veinte cigarrillos, o 10 puritos tal vez, y ahora empieza con lo que yo llamo 'la doble contabilidad'. Se dice a sí mismo, "Estos cigarrillos o puros extras que fumé en la fiesta simplemente "no cuentan," porque *en la realidad* sólo fumo tres al día." Renegocia el trato que hizo consigo mismo de manera y ahora piensa, "Sólo fumaré tres cigarrillos o puros al día, excepto en aquellas ocasiones sociales especiales, es decir, sólo cuando estoy de copas." Las cosas ahora empiezan a volverse ridículas cuando se da cuenta de que está organizando su vida, de manera que sale de copas lo más frecuentemente posible. No importa si el hombre vuelve a caer rápido en la trampa fumando lo mismo o incluso más de lo que fumaba antes, o si cae lentamente, el hecho es que ya está en la trampa.

Cuando estos fumadores aparecen en nuestras sesiones de refuerzo suelen estar bastante enfadados consigo mismos, por haber desperdiciado tan estúpidamente su libertad por una mentira y haber recibido a cambio algo que ellos mismos esperaban no volver a tener nunca más.

21

La obsesión y el miedo al fracaso

Las personas con voluntad firme están acostumbradas a conseguir cosas aplicando dicha voluntad. Cuando se enfrentan a cualquier tarea, buscan lo que pueden *hacer* es decir, las herramientas correctas, las palabras, frases, los trucos para conseguir su meta.

Acuden a la sesión, dejan de fumar y todo va bien encaminado. Sin embargo, su miedo al fracaso es muy grande. Pasa el tiempo y no han fumado pero sienten que tienen que 'estar alertas' por sí acaso. Creen que si no hacen esto, puede que empiecen a fumar otra vez. Igual que muchas personas creen que para conseguir algo que merece la pena, necesitan *hacer algo, esforzarse, trabajar.* Dejan de fumar pero en vez de aceptar su decisión, pensando, "¡Maravilloso! Gracias a Dios, soy libre. Gracias a Dios ya no tengo que hacer esto," y seguir con sus vidas, vigilan sus propias acciones y, sobre todo, sus pensamientos, buscando cualquier señal que indique que las cosas no son como *deberían* ser. Sienten que tienen que asegurarse de que las cosas 'van bien'.

Toda esta idea de vigilar tus pensamientos me hace pensar en un gato guardando su posición en el exterior de una ratonera todo el día esperando a **no** ver ni un ratón. No hay otro lugar más probable para ver un ratón.

Un día nuestro ex-fumador se encuentra en una situación que durante años tenía muy asociada con fumar − copas con unos amigos, una discusión con la pareja, por ejemplo − y surge el pensamiento en su mente, "Me apetece un cigarrillo." Este pensamiento es perfectamente normal. Piénsalo durante un instante, después de llevar tantos años fumando en cada posible situación, sería francamente extraño no tener tales pensamientos de vez en cuando. Es posible que la persona de voluntad firme empiece a obsesionarse y pensar algo como, "¡No debería de estar pensando así! ¡Tenía que haberme olvidado del fumar! ¡No debería querer fumar! ¡Dios mío! ¡Voy a tener que ir con mucho cuidado; está claro que aún no soy libre! Vale, ya sé lo que voy a hacer, voy a intentar distraerme. Voy a hacer otras cosas. ¡Ojalá no quisiera un cigarrillo! Intentaré no pensar en ello…"

Por supuesto, en el momento en el que intentas no pensar en ello, es cuando te aseguras de no poder pensar en otra cosa. La persona pasa por una infernal lucha interna de 'sí-no-sí-no', lo que genera estrés, incluso ansiedad, hasta que llega al punto en el que piensa, "¡No aguanto esto más! No quiero fumar pero necesito encontrar algo de paz. No puedo vivir con este estrés, con esta tortura."

131

Permanecer como no-fumador no requiere ningún esfuerzo en absoluto.
No tiene que ver con 'hacer algo', sino tiene que ver con la Aceptación:
aceptar la evidencia y aceptar tu decisión.

Estoy seguro de que si estás leyendo este libro es porque has experimentado algo de lo que he descrito.

Pero ¿cuándo seré libre?

Hazte la pregunta: ¿En qué punto se libera un fumador de su adicción? Cuándo puede decir, "¡Fabuloso, soy libre! ¡Soy no-fumador!" Para la mayoría de los fumadores la respuesta que surge en su mente es, "¡Nunca! ¡Una vez fumador, siempre fumador!

Implícito en ese modelo mental es que fumar sea un auténtico placer y que tú, pobre adicto (no como las personas normales), nunca podrás disfrutar del placer de fumar, ni un solo cigarrillo (aunque hemos visto que fumar no aporta ningún auténtico placer y que no existe tal cosa como fumar un solo cigarrillo, nunca). ¿Por qué? Porque según el modelo sin sentido, presentado por muchos 'expertos', es genético, se debe a tu personalidad. ¡Bobadas absolutas! Esta idea también la propagan organizaciones como AA (Alcohólicos Anónimos). Es el mensaje de estar condenado, el mensaje 'naciste como adicto a la nicotina; siempre serás adicto a la nicotina; es tu destino; tienes una personalidad adictiva, genes de adicto'. (Aunque no existe ni una sola prueba científica para estas ideas).

Dejé de fumar hace dieciocho años. He sido libre y me he sentido libre durante todos estos dieciocho años. Fumar es una adicción a la nicotina. El efecto de tomar cualquier droga adictiva habitualmente es convertirte en adicto a aquella droga. Si tú y yo empezáramos a ingerir la heroína habitualmente, entonces − adivínalo − nos convertiríamos en adictos a la heroína. La adicción está en la droga, no en la persona.

Me acuerdo viendo en la película 'Titanic' y la escena desgarradora en la que el personaje que interpretó Leonardo de Caprio, junto a muchos otros, murió de hipotermia en el helado Atlántico. Todos los pasajeros desafortunados que cayeron al mar, murieron. Imagina si una investigación posterior descubriera que todos los pasajeros que murieron en el helado Atlántico, sufrían de personalidad tipo 'se muere fácilmente de hipotermia'. Hubiera provocado un escándalo.

El problema es que si sigues creyendo que nunca serás libre, entonces nunca serás libre. Hace poco, una joven de unos 23 años acudió a una sesión. Calculamos que si dejara de fumar (cosa que hizo), podría razonablemente esperar vivir otros 70 años. Esa chica es libre; lo ha dejado y está encantada con la vida de ser no-fumadora. Imagina, sin embargo, que después de la sesión continuara creyendo que nunca será libre. Esta creencia significaría que pasaría el resto de su vida (unos 70 años) con miedo al fracaso, esperando o incluso obsesionándose sobre un posible fracaso, aunque (y ahora viene la parte buena) nunca fumara otro cigarrillo. Esto sería tan triste y totalmente sin sentido.

¿Cómo dejo de dejar de fumar?

¿Verdad? Imagínala con 90 años, después de haber vivido una vida productiva y maravillosa, acostada apaciblemente en su lecho de muerte con sus hijos y nietos alrededor. Está claro que le queda poco tiempo. Uno de sus nietos le dice, "Abuela, te convertiste en una verdadera no-fumadora el resto de tu vida. ¡Qué bien!" Imagina si la abuela responde, "No tengas prisa. Aún me quedan algunas horas. Podría empezar a fumar… Nunca se sabe."

La realidad es que se liberó en el momento en que tomó su decisión de apagar su último cigarrillo. Está fuera de la 'lamiza' de la adicción a la nicotina y feliz de ser libre. Es feliz porque ve el timo por lo que es. No le preocupa que podría tener una personalidad o genes tipo 'se hunde fácilmente en 'lamizas'. Te lo explico en el próximo capítulo.

Geoffrey Molloy

22
La duda y la esperanza

Vivo en una zona montañosa en Cantabria, en el norte de España. Una de las cosas que nos encanta hacer es pasear a pie o a caballo por el monte. El monte cerca de nuestra casa es verdaderamente precioso y normalmente seguro si entiendes el campo y sigues unas reglas muy sencillas. Uno de los peligros es lo que se conoce en esta zona como 'lamiza'. En este contexto la palabra se refiere a una característica geográfica que puede ser letal. Las lamizas tienden a encontrarse en depresiones poco profundas entre colinas. El agua y tierra tienden a acumularse formando un terreno fangoso. Estas lamizas son letales para cualquier animal que intenta cruzarlas. Son especialmente peligrosas porque a primera vista no parecen muy diferentes al terreno firme de su alrededor. De hecho, para las personas más entendidas, pueden detectar a simple vista estas lamizas porque la vegetación es sutilmente diferente. Cada año, cierto número de animales jóvenes (potros, por ejemplo) cometen el error de entrar en alguna lamiza, muchas veces con resultados mortales.

Este terreno fangoso es peligroso para ti o cualquier criatura que tiene la mala suerte de intentar cruzarlo. No depende de tu personalidad, genes o fuerza de voluntad. Te hundirás. Así es la naturaleza de un terreno fangoso. Siempre fue y siempre lo será.

Imagina que siendo joven, alguien a quien sólo se podría describir como persona manipuladora y profundamente malvada te convence de que no serás verdaderamente adulto, de que no serás verdaderamente 'moderno' hasta que no hayas 'paseado por encima de una laguniza'. Aunque otros te han advertido de los peligros, este manipulador psicópata malvado habla en tonos seductores y debido a su extensa experiencia sabe exactamente cómo manipularte. Finalmente te convence y tal es la habilidad de este psicópata malvado, que incluso llegas a creer que fue tu propia idea. Empiezas a cruzar la lamiza y al principio piensas, "No es para tanto. Esto no es tan difícil." Luego descubres que estás atascado pero no estás preocupado ya que crees que puedes liberarte cuando quieras, aunque empiezas a creer que probablemente va a ser difícil salir sin perder un zapato. Ahora algo siniestro empieza a ocurrir: sientes que te estás hundiendo muy despacio. Puede que ahora te des cuenta de que estás en un apuro. Luchas y descubres que esto te hace hundirte aún más rápido. Gritas, "¡Socorro!" Pasa una persona y coincide que es sanador también, pero todo lo que hace es regañarte, diciéndote que estás en una situación muy peligrosa y que deberías salir lo antes posible. Te sientes sumamente frustrado. ¡Esto ya lo sabías! Lo último que necesitas ahora mismo es que algún idiota te asuste aún más con sus historias gráficas de horror sobre el destino de aquellas personas que no consiguieron escaparse. Afortunadamente para ti, llega un vecino, que conoce muy bien el monte y tiene mucha experiencia en salvar a personas y animales de este tipo de terreno fangoso. Explica que lo primero que tienes que hacer es dejar de luchar. Luego te explica lo que está ocurriendo y te saca.

Fumar es como entrar en una lamiza. Es un problema para cualquier persona que cae dentro, da igual sus genes o personalidad. Es la naturaleza de la lamiza del fumar. Siempre fue y siempre lo será. Cualquier persona que tiene la mala suerte de caerse en una lamiza empezará a hundirse. Una vez entiendas su naturaleza y el peligro que representa, no necesitas que nadie te diga que no vuelvas a entrar en una. El timo del fumar y la manipulación mental significan que ponemos en duda la evidencia de nuestra propia experiencia. Creemos que de algún modo somos débiles, que el fallo es nuestro pero que hay personas en algún sitio que sí pueden pasear por encima de lamizas, sin ser afectadas por ello y además lo encuentran como un placer. *NO ES POSIBLE − es la naturaleza del terreno fangoso la que hace que sea imposible*. Pero mientras el fumador cree que tiene que ser posible, creerá también que el problema yace en él y no en la naturaleza del fango manteniendo viva la esperanza: "¡Ojalá pudiera encontrar una manera de cambiarme a mí mismo, hacerlo de modo diferente, entonces tiene que ser posible."

El fumador se libera en el momento en que acepta la realidad de que no disfruta de ser fumador, que no renuncia a nada y que no existe tal cosa como un solo cigarrillo. Apaga su último cigarrillo y decide disfrutar de su decisión.

Yo estaba convencido de que nunca podría liberarme. Había visto a mi padre y a un buen amigo morirse de enfermedades relacionadas con fumar y aun así seguía fumando. Esto todo cambió para mí cuando me di cuenta y acepté la realidad: que realmente no se renuncia absolutamente nada. No se sacrifica nada. A partir de este momento, supe que fue posible ser libre. Muchos fumadores dicen, "Bueno, vale. Entiendo esto pero dime, ¿cuándo me sentiré como no-fumador?

23

¿Cuándo me sentiré como no-fumador?

Una de las cosas más difíciles para un fumador es imaginar cómo se sentirá siendo no-fumador. Antes de empezar a fumar, estaba en la misma posición que muchos. Empecé a fumar cuando tenía diez años y dejé de hacerlo cuando tenía treinta y cinco. Nunca había conocido como es ser adulto o adolescente no-fumador hasta el momento en el que finalmente dejé de fumar. Fue algo fuera de mi experiencia. Es lo mismo para la mayoría de los fumadores. La mayoría de nosotros llevamos tanto tiempo fumando que simplemente no podemos imaginar ni recordar la vida de no-fumador. En este sentido, los fumadores y no-fumadores no se sienten nada diferentes.

El hecho es que cuando dejas de fumar, sigues siendo la misma persona, y por tanto te sientes igual. Acepto que hay algunas diferencias, como por ejemplo, tener más energía, sentir más paz anímicamente, más vitalidad, sentirte más relajado, menos estresado; las comidas huelen y saben mejor; *tú* olerás mejor, podrás concentrarte mejor, te sentirás más positivo y más capaz para hacer frente a las dificultades de la vida, pero tal vez lo mejor es el maravilloso sentido de libertad – pero te sientes como la misma persona.

Si en algún momento quieres verme vomitar, dame sardinas en lata. Odio las sardinas en lata; especialmente las sardinas grandes en salsa de tomate. Garantizado, vomitaré. Si me preguntaras cómo me siento si no como estas sardinas, tendría que contestar: "¡De maravilla! ¡Bien! Normal." Aunque no suelo pasar mucho tiempo pensando en comerlas o no comerlas. Sin embargo, si estas sardinas fueran, por lo contrario, mi comida preferida, pero tú me las estabas prohibiendo y luego me preguntaras cómo me siento, obviamente me sentiría mal porque sentiría que me están prohibiendo hacer algo que quiero hacer.

Ahí lo tienes. No es el mono físico de la nicotina lo que causa el problema; es el sentimiento de que nos están negando algo que queremos tener. Con las sardinas o cualquier otra comida esto podría tener sentido. Pero con el fumar que no proporciona ningún auténtico beneficio o placer, no tiene ningún sentido. Si decides dejarlo y luego te sientes mal o molesto, será sólo porque no puedes tener algo que tú mismo no quieres tener. Es patético y no tiene sentido. No puedes ganar con esta actitud. Si no fumas, te sientes triste porque estás absurdamente añorando algo que no existe y si fumas te sentirás aún peor porque te encontrarás de nuevo con la única realidad que había o que habrá: la esclavitud deprimente de la adicción a la nicotina.

Piénsalo durante un momento. ¿Hay algo más patético que sentirte triste porque no puedes tener algo que tú mismo no quieres tener? Creo que el punto de vista más inteligente y realista es darte cuenta de que en realidad te estás liberando de una enfermedad horrible. Esto te da una razón no para estar triste, sino para alegrarte, celebrarlo. Alégrate, celébralo no sólo en el momento en el que te liberas, sino durante el resto de tu vida.

Y ésta es la gran ventaja de decidir no seguir siendo esclavo de la industria tabacalera, de decidir dejar de gastar enormes cantidades de tu dinero para envenenarte y destruirte a ti mismo sistemáticamente.

Recuerda, no es el mono físico lo que causa el problema. Nunca lo fue. Es la idea de que te están obligando a sacrificar algo, cuando en realidad está ocurriendo lo contrario. Te estás dando uno de los mejores regalos que te podrías imaginar. Te estás liberando de una horrible enfermedad. Alcanzarás lo que todos los fumadores quieren alcanzar: LA LIBERTAD.

24
¿Cuál es el mejor momento para dejarlo?

Yo dejé de fumar durante una de las épocas más estresantes de mi vida. No lo planifiqué de esta manera, pero así es como ocurrió. De una manera rara y al contrario de lo que se cree generalmente, encontré que en realidad fue el mejor momento. Muchos clientes tienen una experiencia parecida. Me han comentado que dejar de fumar justo en medio de uno de los episodios estresantes de su vida, les provocó un maravilloso sentimiento de confianza. Sintieron que al haber podido pasar aquella situación difícil sin fumar les había dado la certidumbre de que eran verdaderamente libres.

Mientras fumamos, nos tiran por un lado pensamientos temerosos que nos motivan a que lo dejemos, como por ejemplo: "Me está matando," "Me ha convertido en un esclavo," "Me cuesta una fortuna, me va a provocar alguna enfermedad horrible." Por el otro lado tenemos los otros pensamientos dirigidos por el miedo: "¿Cómo voy a pasarlo bien, hacer frente a la vida, salir, relajarme?" etc. Durante la mayor parte de la vida de un fumador el miedo a dejarlo pesa más que el miedo a seguir haciéndolo, de manera que seguimos fumando.

Lo que necesitas para dejar de fumar con éxito es la actitud correcta. Esto no significa, "Bueno, tengo que dejar de fumar porque… es malo, por mis hijos," etc. Tampoco se trata de pensar, "Las desventajas superan a las ventajas, por tanto, voy a dejar de fumar."

La actitud correcta es, *"No quiero seguir fumando, ya que simplemente no tiene ningún sentido. ¡Qué maravilla ya no tener que hacerlo! ¡Qué maravilla ser libre!"*

Muchas veces recibo llamadas de fumadores que se están planteando la idea de dejar de fumar, quienes antes de reservar su plaza hacen preguntas como: "¿Debería dejar de fumar antes o después de las vacaciones?" o "Estoy pasando por un momento difícil, ¿debería esperar hasta que no tenga tanto estrés?" Hacen estas preguntas o bien para mejorar las probabilidades de éxito o para confirmar a su marido o mujer (que les están presionando para que lo dejen) que no es buen momento. El origen de estas preguntas es el mismo: el mapa mental manipulado.

Es más fácil entender esto si sustituimos la palabra 'tabaco' por 'mangos'. Vamos a imaginar que has descubierto que por la razón que sea, los mangos provocan una reacción peligrosa y dolorosa en tu cuerpo. Existe una probabilidad de un 50% que esta reacción podría matarte en algún momento del futuro. Por mucho que disfrutes del sabor de los mangos, decides que ya no quieres seguir comiéndolos. ¿Cuándo dejarías de comerlos? ¿En el Año Nuevo? ¿Después de las vacaciones? ¿Esperarías un mejor momento? ¿Esperarías a tener cuarenta años? ¿Tu decisión dependería del precio de los mangos? O mejor aún, ¿esperarías a dejarlos 'El Día Mundial Anti-Mangos'? ¡Pues claro que no! Lo harías inmediatamente.

Las fechas que los fumadores escogen para dejar de fumar normalmente son por:

Un evento sobrecogedor: Se le diagnostica una enfermedad relacionada con fumar, recibe noticias de la muerte de un amigo o a un compañero de trabajo se le diagnostica una enfermedad terminal relacionada con el tabaco, como el cáncer.

Otros eventos: El nacimiento de un niño, la enfermedad de un niño (asma, por ejemplo), casarse, divorciarse; presión por parte de familiares (normalmente pareja o padres), las vacaciones, una promesa.

Fecha especial inventada: Año Nuevo, tu Cumpleaños, tu Santo o el Día Mundial sin Tabaco, son algunos ejemplos.

Puede que los eventos sobrecogedores parezcan ser un buen momento para dejar de fumar. El evento sobrecogedor (la muerte de un amigo o que te diagnostiquen una enfermedad peligrosa relacionada con fumar) cambia el equilibrio del miedo durante un tiempo. El miedo a seguir fumando se vuelve más fuerte que el miedo a dejar de fumar y el fumador decide dejarlo. Su motivación es fuerte. Sin embargo, sigue sintiendo que fumar sí le aporta algún auténtico beneficio o placer. Normalmente dentro de unas semanas, el efecto que tuvo el evento o los síntomas de enfermedad se debilita. La muerte del amigo simplemente ya no está tan presente en la mente como antes y ya no tiene tanto poder para chocar o dar miedo. Puede que fuera el diagnóstico de alguna enfermedad amenazante relacionada con fumar lo que te proporcionó la motivación. Una vez el cuerpo empieza a eliminar la toxina, nicotina y los otros 4.000 compuestos tóxicos, el fumador se siente mucho mejor. A medida que los síntomas de su enfermedad empiezan a disiparse, también se desvanece su motivación. Así es la naturaleza humana.

Algunos fumadores piensan, "Sólo necesito que mi médico me diga algo, entonces dejaría de fumar." No es más que otra excusa. Piensa en los mangos otra vez. Si supieras que son tóxicos, cancerígenos y que están destruyendo tu salud, costándote una fortuna, produciéndote mal aliento y envejeciendo prematuramente, ¿de verdad adoptarías la actitud, "lo dejaré cuando me lo diga el médico"? ¡Por supuesto que no! De hecho, intenta convencer a otra persona de que tal actitud sea lógica – todos pensarían que eres un gilipollas total – tú más que nadie.)

Muy a menudo los clientes a quienes ya se les ha diagnosticado alguna enfermedad asesina son los que tienen que esforzarse más para dejarlo, simplemente porque están en un estado constante de pánico. ¡Alto! Reflexiona.

¿Cómo dejo de dejar de fumar?

¿Qué es lo que nos hace seguir fumando? Es el intento de llenar el vacío causado por la nicotina. Cuando descubres que tienes alguna enfermedad asesina esto provoca miedo o incluso pánico. Esto hace que el vacío parezca aún más grande, y por tanto, tu necesidad a causa de tu enfermedad (el fumar) parece más grande, lo que causa aún más ansiedad. La cosa que sientes que necesitas más para ayudarte es la mismísima cosa que está prohibida, lo que crea miedo y pánico. Es difícil aprender cuando ya estás en un estado de pánico y miedo. Sería como intentar motivarte a que aprendas mejor, cuando estás cruzando un abismo por un puente que se está derrumbando.

Hace un tiempo dos hermanas de mediana edad aparecieron en una sesión, señoras atractivas que claramente se cuidaban con orgullo. Nada más entrar en la sala, una de ellas (vamos a llamarla Pilar) empezó a decir que este sistema seguramente no iba a funcionar para ella, que ya entendía la teoría pero que a ella le encantaba fumar y que para ella fumar era un verdadero amigo, un placer. Durante la sesión su hermana (vamos a llamarla María) explicó que había acudido a la sesión porque le habían diagnosticado con enfisema y "tuvo que" dejar de fumar. Pilar luego nos aclaró que sólo había acudido a la sesión para apoyar a su hermana. Al final de la sesión, María parecía muy contenta con su decisión; había mantenido una expresión tensa y nerviosa durante gran parte de la sesión y terminó la sesión con una expresión que reflejaba alegría y confianza. Me sentía feliz por ella. Me envió un mensaje unos días más tarde sólo para contarme lo maravillosamente que se sentía al encontrarse libre de su adicción.

Pasaron unos días más y me llamó para decirme que ahora lo estaba encontrando difícil y aunque no lo decía directamente (ya que su hermana estaba a su lado), me explicó (de la manera más simpática) que no se sentía libre y que aunque había sido fácil en los principios, seguramente se volvería más difícil y que había otras 'cosas' que le estaban presionando a que empezara a fumar de nuevo. Mi reacción instintiva fue enfado hacia Pilar por haber hecho algo que me parecía bastante terrible. Las dos acudieron a una charla de refuerzo en la que descubrimos que de hecho a Pilar ya le habían diagnosticado un cáncer de pulmón y de vejiga (cánceres típicamente relacionados con fumar) – un hecho clave que había omitido mencionar en la primera sesión.

Esta historia ilustra varios puntos. Pilar tenía cáncer pero esto no le había ayudado a dejarlo. De hecho, he conocido a pocas personas con tanto poder de autoengaño. Seguía jurando que le encantaba fumar y que le daba igual lo que le explicábamos, era un placer. Cuando su hermana María captó el mensaje de que no es un placer y que no hay sacrificio cuando dejas de fumar, Pilar se puso a socavar su confianza y conseguir que volviera a fumar. No sólo no lo dejó ella, sino que intentó arrastrar a otra persona con ella. Puede que estés pensando "¡Qué cabrona! ¡Qué malvada!" No creo que fuera ni cabrona ni malvada, sino que debajo de su controlado exterior atractivo bullían un pánico y una desesperación furiosos que dificultaba su capacidad para simplemente escuchar, oír y aprender. Llevaba muchos años contando la historia de que no le afectaba fumar, que le encantaba y se agarraba a este argumento para salvar su orgullo de la misma manera que un hombre que se ahoga se agarra a lo que sea. ¡Qué difícil es aprender cuando nos encontramos en tal estado! Algunas personas sí tienen los recursos para apartar sus temores y aprender, otras no los tienen. Muchas de sus caras están claramente marcadas en nuestras memorias.

Esperar a que un evento positivo externo pueda proporcionar suficiente motivación tampoco va a tener mucho éxito. Si tu objetivo es liberarte de la esclavitud de la adicción a la nicotina para siempre, no puedes depender de ninguna circunstancia externa. Es muy posible que la motivación se evapore, ya que las circunstancias externas siempre cambiarán. Lo que pareció ser una buena razón para dejarlo ayer puede convertirse muy rápidamente en una razón para seguir fumando o volver a fumar. Por ejemplo: "Tengo que dejar de fumar porque mi hijo tiene asma," cambia unos años después a "¡Mi hijo ya no tiene asma, así que ahora puedo fumar! O "Dejo de fumar para complacer a mi novio" puede cambiar a "Mi nuevo novio fuma y si quiero llevarme bien con él, será mejor que fume."

Finalmente tenemos las fechas que nos inventamos porque sí. ¿Por qué? Porque la fecha no tiene nada que ver en absoluto con tu adicción. Mientras que dejar de fumar en respuesta a un evento externo no es ideal, al menos tiene el beneficio de darle un empujón a tu motivación. Escoger una fecha porque sí, por muy importante que sea en otras áreas de tu vida, ofrece poco en términos de ventaja y muchas desventajas.

Otro problema con estas fechas es que muchas veces se emplean simplemente como excusas para posponer el intento. La vida del fumador consiste típicamente en dejar pasar una fecha tras otra: Año Nuevo, Semana Santa, vacaciones de verano, mi cumpleaños, Navidades, Año Nuevo etc. y así continuamente. Otro problema con estas fechas inventadas es que muchas veces son el peor momento para dejarlo. Dos ejemplos: "Creo que fumo para aliviar el estrés, de manera que dejaré de fumar en las vacaciones de verano" y muchos fumadores lo dejan sin problemas y no lo pasan mal durante la primera parte de sus vacaciones. Después de una semana piensan, "Esto es maravilloso, puedo vivir perfectamente sin tabaco." Al cabo de unas dos semanas, siguen pensando, "¡Qué bien lo estoy llevando!" Durante la tercera semana empiezan a pensar, "Ahora voy muy bien pero no sé lo que voy a hacer cuando vuelva al trabajo. Seguro que va a ser difícil." A medida que lo piensa el fumador se vuelve cada vez más ansioso, imaginando lo difícil que va a ser. Piensa algo así, "Un no-fumador de vacaciones es una cosa, pero un no-fumador en el trabajo es algo completamente distinto." Cuánto más piensa en volver al trabajo sin fumar, tanto más ansioso se vuelve. Finalmente piensa, "Estoy destruyendo lo que me queda de vacaciones. Casi mejor que empiece a fumar ahora para evitar más dolor ya que es muy probable que empiece de todas formas," de manera que empieza a fumar mucho antes de pisar la oficina. Incluso si nuestro fumador consigue mantenerse sin fumar hasta que vuelva al trabajo, es muy probable que vuelva a fumar nada más empezar porque ya estaba convencido de que lo iba a hacer. La vuelta al trabajo para muchas personas es un momento 'bajón'; cuánto mejor lo pasan durante las vacaciones, tanto más estresadas se sienten cuando vuelven al trabajo.

El próximo ejemplo es uno de mis favoritos: Año Nuevo. La mayoría de los fumadores han intentado dejar de fumar en Año Nuevo: '*Año nuevo, vida nueva*'. Es probable que no exista otro momento peor para dejar de fumar. Es probable que lleves días comiendo, bebiendo y fumando muy en exceso. Probablemente sientes que simplemente ya no quieres fumar más, no porque tu voluntad o determinación están especialmente desarrolladas al comienzo del año, sino porque estás saturado. Muchos fumadores pasan por lo mismo si fuman y beben mucho el sábado por la noche. El domingo por la mañana no fuman porque no entra más, les revuelve el estómago. La determinación se desvanece pronto y la persona luego tiene que volver al trabajo donde se encuentra con otras personas que lo han dejado también hace poco. Nadie está encantado de haber vuelto al trabajo. Las empresas tabacaleras hacen un esfuerzo especial en estas fechas con sus tácticas de marketing y comunicaciones para mantenerte enganchado. Tanto en tu vida laboral como en tu vida social estás rodeado de un montón de ex-fumadores irritables, intentando hacer frente a la vida sin su cigarrillo. La mayoría siente que le está costando. De modo inevitable empiezan a volver' a caer. Cuando una persona vuelve a caer, muchas veces intenta arrastrar a otras personas también, ofreciendo cigarrillos con generosidad, intentando ponértelo fácil para que vuelvas a caer también. Algunas personas consiguen permanecer como no-fumadores pero las probabilidades de que sigan así no son favorables.

Así que ¿cuándo es el mejor momento para dejar de fumar?

Si has estado siguiendo los argumentos y las instrucciones, te habrás dado cuenta de que el aspecto más importante de liberarte de tu adicción a la nicotina es tu actitud. Para tener éxito tu actitud debería ser, "Ya no fumo porque no tiene ningún sentido; no existe ningún beneficio. No hay nada que sacrificar. ¡Qué alivio no tener que seguir envenenándome con esta toxina asquerosa! ¡Soy libre!"

Trae a tu mente a uno de tus hijos o tus padres, tu pareja u otra persona cercana y querida. Imagina que le han diagnosticado una enfermedad horrible que está destruyendo la calidad de su vida, poniéndole nervioso, sintiéndose infeliz; oliendo fatal y cada vez con menos resistencia y vitalidad. Afortunadamente existe una cura rápida y eficaz. ¿Cuál sería tu consejo? ¿Le aconsejarías que esperara hasta el Año Nuevo, hasta cuando cumpla cuarenta años o después de las vacaciones del verano para curarse? ¡Por supuesto que no! ¡Querrás verle curado lo antes posible!

Así que ¿cuándo es el mejor momento para dejar de fumar?

Ahora. Hoy. No hay otro momento lógico. No existe un momento mejor.

Geoffrey Molloy

25

La actitud correcta para tomar tu decisión

Si has leído este libro y lo has entendido todo, entonces estás muy preparado para dejar de fumar. Simplemente sigue las instrucciones a partir de ahora. Si te sientes un poco nervioso, no te preocupes. Es perfectamente comprensible. Recuerda que es muy fácil confundir emoción con miedo. Observa para ver si también sientes emoción. No lo demores. Si sientes que quieres posponer tu decisión y esperar a dejarlo en alguna fecha 'especial' o cualquier otra fecha, significa que no has entendido todo el mensaje. Vuelve y lee la parte relevante hasta que tengas la confianza de que lo has entendido bien.

¿Por qué posponer el momento? No renuncias a nada. No hay nada que sacrificar; el tabaco nunca te ha dado más que un sufrimiento prolongado. Te ha convertido en el perro que mastica el hueso puntiagudo. Lo que tú pensabas que llenaba el vacío ha sido la causa principal de esa sensación durante todo este tiempo. Si en cualquier momento sientes ganas de bailar de alegría para celebrar tu libertad, ¡hazlo! Te estarás dando el mejor regalo de tu vida. Te estás regalando más energía, más vitalidad, más paz anímicamente, menos estrés, más libertad. Olerás mejor, te sentirás tAAAAAAAAAnto mejor contigo mismo. Tendrás una vida más larga, más feliz y más sana.

O tal como me dijo una señora muy simpática en una sesión, "Tienes que estar loco si sientes otra cosa que no sea alegría cuando dejas de fumar." Estoy totalmente de acuerdo con ella.

Escribe tu propio guión para la vida

El maravilloso beneficio de dejar de fumar es la Libertad. Se habla muchas veces de los beneficios físicos y económicos. Sin embargo, los mejores beneficios son mentales y espirituales. Libertad de la esclavitud constante de una drogadicción. Mientras eres adicto a la nicotina, cada aspecto de tu vida está condicionado por tu adicción. ¡Tienes que tener tu droga! Si no puedes fumar en algún lugar, prefieres no ir ahí. Te pasas la vida viviendo según el guión que la industria tabacalera escribió y dejó grabado en tu mente, el guión que te tiene viviendo con miedo − un esclavo gastando una fortuna para destruirte a ti mismo.

Pronto serás libre. Serás tu propio guionista, así que ¿qué harás con este poder, con esta libertad?

Existen tres guiones básicos posibles para ti. Los dos primeros te los dio la industria tabacalera. Son los siguientes:

1. ***Esclavitud y sufrimiento:*** Según este guión seguirás fumando, condenándote a una vida de miedo, enfermedad y esclavitud a la adicción y a la industria tabacalera. ¿Esto es lo que quieres para ti? ¡NO!... Es lo que quiere la industria tabacalera para ti. Ésta es la razón por la que empezaste a leer este libro en primer lugar.

2. ***¡Ojala pudiera fumar sólo un cigarrillo!:*** *(Quiero pero no puedo)*. Según este guión no fumarás pero te sentirás privado y triste. Dejarás de fumar, sin aceptar la realidad de que no hay ningún sacrificio en absoluto, con la esperanza de que algún día podrás fumar sólo un cigarrillo o puro. Pero no existe tal cosa, nunca existió. Este fue el engaño que te enganchó en los principios. Significa que incluso si no estás fumando, nunca te sentirás libre. Pasarás toda la vida sintiéndote triste, quejándote constantemente de por qué no puedes tener algo que tú mismo no quieres tener. ¡Patético! ¿Es esto lo que quieres? ¡NO! Es lo que quiere la industria tabacalera.

3. ***¡Qué maravilla! Ya no fumo! ¡Soy libre! ¡Qué alivio!:*** *Escribe tu propio guión.* Tú decides liberarte permanentemente y disfrutar de tu decisión y de tu libertad, no sólo hoy, sino durante el resto de tu vida. No está ocurriendo nada malo. Estás consiguiendo no sólo lo que quieres conseguir, sino lo que a cada fumador en este planeta le gustaría conseguir: ***¡Libertad!*** No sacrificas nada, no renuncias a nada. De hecho, estás haciendo lo contrario; te estás haciendo un maravilloso regalo: una vida más larga, sana y feliz. Lo pasarás mejor en tus momentos buenos y no tan mal en los momentos malos. Tendrás más energía; tendrás mejor aspecto, olerás mejor; te sentirás menos estresado; tendrás más confianza en ti mismo y lo que es aún más importante, tendrás más respeto por ti mismo. Fumar no parecerá más que un mal sueño. No envidiarás a los fumadores, sino que les mirarás con compasión. Te darás cuenta de que los fumadores te envidian a ti. ¿Es éste el guión que quieres para ti? Estoy seguro que sí.

Así que, cuando tomes tu decisión elige tu guión conscientemente y asegúrate que es el guión correcto.

¿Por qué elegirías algo diferente al guión número tres?

Nunca decidiste ser fumador. Tanto como niño como adulto has sido manipulado por la malvada gentuza que dirige la industria tabacalera y por sus ayudantes cínicos e inmorales de la industria de las comunicaciones. Te sedujeron para que probaras aquel primer cigarrillo experimental. No tenías la más mínima idea de que es un timo, que estabas introduciendo una especie de parásito en tu cuerpo — una tenia (parásito) que se alimenta con la nicotina. Cuando encendiste aquel primer cigarrillo arrancaste una reacción en cadena que resultó en los miles de miles de cigarrillos que has fumado desde entonces. ¡Ojalá hubieses sabido lo que sabes ahora sobre el fumar! ¿Hubieses encendido ese primer cigarrillo de verdad? ¡Por supuesto que no! Cuando encendiste aquel primer cigarrillo introdujiste el horror de la drogadicción en tu vida. Despacio, casi sin darte cuenta perdiste la paz interior y la reemplazaste con miedo, letargo, depresión, estrés, mal aliento, dientes manchados, respiración silbante, tos, mentiras, autoengaño, lo que mermaba constantemente el respeto por ti mismo.

Nadie disfruta de ser fumador. La próxima vez que te encuentres en una ocasión social, aprovecha el momento para observar a los fumadores que aparentemente sólo fuman cinco al día, fumando como si sus vidas dependieran de ello. Si les llamas la atención por el hecho de que están fumando compulsivamente, te dirán, "Es diferente en fiestas," o "Es una ocasión 'especial'," o "Estos cigarrillos no cuentan porque 'en realidad' sólo fumo cinco al día." Obsérvales. No se sienten más felices que los no-fumadores; es sólo que sienten que no pueden afrontar o disfrutar de la vida sin su droga. La mayor parte del tiempo ni siquiera se dan cuenta de que están fumando. Fuman automática, compulsiva e inconscientemente.

Todos los drogadictos mienten a otras personas pero sobre todo a sí mismos. Pero no importa cómo intentan engañarse a sí mismos, cuando se despiertan por las mañanas, son fumadores – adictos a la nicotina. Tienen que seguir fumando a pesar del miedo al cáncer, la peste, el letargo, la tez gris, el estrés, el dolor que causan a sus familias, el malgaste de dinero, el sentido de estupidez, la depresión, el estigma social, todo en un intento cada vez más desesperante de volver a sentir la paz interior que tenían antes de empezar a fumar. Lo único que se lo impide es el próximo cigarrillo.

¿Qué obtienen a cambio de su dinero, sufrimiento y depresión? Nada, ni un solo beneficio genuino. Así que, no envidies a los fumadores. O abiertamente o en secreto, te estarán envidiando ellos a ti. No envidiarías a un adicto a la heroína o cocaína ¿Verdad? ¡Por supuesto que no! No es la heroína la que mata a 14.000 personas cada día; es la nicotina.

Igual que cualquier drogadicción no se mejorará ni desaparecerá por sí sola. Igual que cualquier adicción seguirá deteriorándote hasta que tu vida se vuelva una pesadilla viviente desesperada. Piénsalo, si no disfrutas de ser fumador hoy, lo disfrutarás aún menos mañana y pasado mañana, etc. Así que desde hoy, no envidies a los fumadores. Ten compasión por ellos. Lo que necesitan no es que les juzgues, sino que sientas compasión por ellos.

Geoffrey Molloy

26
Probablemente la mejor decisión de tu vida

Si has leído este libro, si has entendido las ideas y has seguido las instrucciones, entonces estás preparado para tomar la decisión. Permítete emocionarte por tu decisión, por tu libertad.

Si te sientes nervioso, acéptalo. Puede que de repente te hayas dado cuenta de que esta vez vas a dejar de fumar de verdad, para siempre, que finalmente te vas a liberar. Piénsalo, casi cada paso, cambio o logro importante de tu vida venían acompañados con un sentimiento tanto de miedo como de emoción.

Puede que hayas sido consciente de tener una pizca de duda cuando piensas en el resto de tu vida sin otro cigarrillo. Así que tenlo verdaderamente claro que la única alternativa que tienes es seguir fumando, nunca permitirte dejarlo. Es muy sencillo, has fumado miles de cigarrillos a lo largo de muchos años y en base a esta experiencia extensa, te has dado cuenta de que es una esclavitud y que ya no quieres seguir haciéndolo.

Es tu decisión: Primero, recuerda que es tu decisión y no la de otra persona. Tomas esta decisión no porque *tienes que dejar de fumar*, sino porque *quieres* dejarlo.

Esto no es un intento para dejar de fumar: *¡Hazlo!* Si decides que vas a *intentar* dejar de fumar o que esto va a ser *una tentativa*, entonces eso es exactamente lo que lograrás. Conseguirás lo que decidas. Lo intentarás y el resultado no será más que otra tentativa. No estás intentando hacer nada. Estás a punto de dejarlo definitivamente.

No pongas condiciones a tu decisión. No se trata de una negociación de contrato. Un error común cuando se toma la decisión es intentar ponerle condiciones. Por ejemplo: "Soy no-fumador pero Dios sabe lo que voy a hacer si engordo." O "Soy no-fumador pero Dios sabe lo que voy a hacer si no puedo concentrarme." Si pones este tipo de condición a tu decisión, estarás tomando no una decisión, sino dos: la decisión de dejar de fumar y la decisión de empezar de nuevo. ¡Qué pérdida de energía y esfuerzo!

Tú Decisión: *Ahora es buen momento para encender tu último cigarrillo. (Si ya has dejado de fumar NO LO ENCIENDAS.) La actitud que deberías adoptar para tomar la decisión no es: "Nunca más debo fumar." Míralo por lo que es: "¡Gracias a Dios que ya no tengo que meterme estas apestosas cosas cancerígenas en la boca! ¡Soy libre!... ¡Qué maravilla!"*

149

Cuando tomas esta decisión, te comprometes a convertirte en no-fumador. Cuando apagas ese último cigarrillo, te conviertes en no-fumador.

Tal como he escrito antes, lo que estamos buscando es una cierta actitud. Esta actitud debería incluir ciertas ideas muy claras:

1. Entiende y acepta que no disfrutas de ser fumador, de ser adicto a la nicotina. No lo disfrutaste nunca y nunca lo disfrutarás. No quiero decir que entiendas los argumentos a nivel intelectual, pero no pienses que sientes que disfrutas de un 'cigarrillo ocasional', sino que entiendas que no existe tal cosa como un cigarrillo ocasional, sólo la horrible realidad del sufrimiento de la vida del adicto a la nicotina. Igual que los millones de personas que cayeron en la adicción a la nicotina por fumar aquellos primeros cigarrillos experimentales, ahora igual que millones de personas, estás a punto de escaparte. Ni siquiera decidiste hacerte fumador. La razón por la que adquiriste este libro es porque estás cansado de fumar hora tras hora, día tras día, año tras año, sin permitirte dejarlo. Empezaste porque te timaron (igual que a todos los fumadores) para que creyeses en la ilusión de 'sólo un cigarrillo'. Si hubieras sabido entonces lo que sabes ahora, ¿crees que habrías encendido aquel primer cigarrillo? ¡Por supuesto que no! En vez de un solo cigarrillo lo que acabaste teniendo fue la vida de un adicto a la nicotina — la vida de un fumador y todo el sufrimiento que esto implica: la tos, el jadeo, la falta de energía, la falta de vitalidad, el estigma social, la peste, la esclavitud, el miedo, la depresión; ser despreciado por otras personas, el sentido de estupidez por malgastar tu dinero que tanto cuesta ganar y por último el 'privilegio' de envenenarte a ti mismo sistemáticamente. ¿Y para qué? Simplemente para intentar volver a sentirte tan bien como te sentías antes de engancharte. ¿Cuál es la única cosa que te está impidiendo hacerlo? El próximo cigarrillo.

2. No renuncias a nada en absoluto, no sacrificas nada: Los cigarrillos no te aportan nada. Igual que millones de otras personas fuiste cínicamente engañado por un modelo mental manipulado. Cuando escribo que no sacrificas nada en absoluto y que no renuncias a nada en absoluto, no quiero decir que las desventajas superan a las ventajas, sino que verdaderamente no hay ni una sola ventaja. *Ni una sola ventaja.* No es ni más ni menos que una adicción a la nicotina. El único 'placer' es el alivio parcial y momentáneo del sufrimiento causado por el cigarrillo anterior. La única razón por la que ciertos cigarrillos parecen más especiales (por ejemplo, después de comer) es porque los fumas en momentos que son felices y agradables de todos modos, sin distinción si eres fumador o no. La diferencia es que si el fumador no puede conseguir su 'chute' de nicotina, se vuelve irritable y ansioso. La única razón por la que un fumador enciende un cigarrillo es para poner fin al malestar causado por el cigarrillo anterior. Todo lo demás es manipulación mental.

3. Alégrate de tu decisión: Vuelves a tomar las riendas de tu vida. Estás tomando la decisión de vivir una vida más larga, más sana, más feliz.

¿Cómo dejo de dejar de fumar?

¡Imagínatelo! Más energía, vitalidad, paz interior, más dinero, más confianza, una mayor concentración; olerás mejor y tu piel estará más radiante. Te estás liberando de años de la pesadilla de la esclavitud de una drogadicción. No hay razón para que te sientas deprimido o privado. Ésta es una verdadera razón para alegrarte y sentirte feliz, no sólo hoy sino durante el resto de tu vida − nunca más tener que envenenarte sistemáticamente con la nicotina y los otros cuatro mil compuestos tóxicos. ¡Ser libre! ¡Maravilloso!

Tu decisión es la siguiente:

Nunca más fumaré otro cigarrillo, no importa si lo estoy pasando bien o mal. Ni una sola calada. No importa lo que ocurra en mi vida, da igual de qué se trate, podré hacerle frente ya que, como no-fumador, estaré más fuerte física y mentalmente. Disfrutaré de mi decisión y disfrutaré de mi libertad el resto de mi vida.

No caigas en la trampa de pensar que alguna vez podrás fumar sólo un cigarrillo o un cigarrillo ocasional. *No existe tal cosa.* Nunca existió. Fue esa mentira la que te enganchó en primer lugar. Imaginemos por un instante que eres tan testarudo que sigues creyendo que es posible fumar un cigarrillo ocasional y no engancharte. ¿Cuáles serían tus posibilidades?

La primera posibilidad es que no vuelvas a fumar otro cigarrillo durante el resto de tu vida pero sigas creyendo la ilusión de que "podría fumar uno de vez en cuando." Con esta actitud te garantizas una vida en la que te sentirás mal porque no puedes tener algo que simplemente no existe. Estarás añorando algo que tú mismo no quieres tener. No sólo no tiene sentido esto, sino que sería bastante estúpido pasarte la vida pensando esto.

La segunda posibilidad es que fumes otro cigarrillo. Si haces esto, cambias el sentirte mal por sentirte deprimido cuando te das cuenta de que has dado la vuelta a la manzana y te encuentras de nuevo donde estabas antes: un adicto a la nicotina, un fumador que tiene que fumar todo el día, todos los días hasta la muerte.

Existe un dicho conocido que dice que nada en la vida es blanco y negro, que en realidad sólo hay muchos tonos diferentes de gris.

Fumar o no fumar es blanco y negro. Fumas o no fumas. No hay punto medio.

Recuerda que la razón por la que comenzaste a leer este libro es por que odias ser fumador. Acéptalo. Acepta la realidad. Es simplemente maravilloso ser libre.

Has tomado tu decisión. En cuanto apagues ese último cigarrillo, eres libre. Eres no-fumador. Piensa en ello como un hecho. *Tú eres no-fumador.* No es algo que ocurrirá en el futuro. Dejar de fumar es como cualquier cambio grande en tu vida. Necesitas tiempo para acostumbrarte a la nueva situación. Esto no tiene nada que ver con tu decisión, no se trata más que de un período de ajuste.

151

Geoffrey Molloy

Es simplemente la diferencia entre la creencia de que eres libre y la confirmación de que verdaderamente lo eres cuando lo experiencias.

27

Ahora acepta tu decisión

La aceptación. Una palabra tan sencilla para un concepto tan sencillo. Sin embargo, es la parte menos entendida de ser no-fumador y ser feliz por ello. Malentender lo que significa la aceptación puede causar problemas, no sólo para dejar de fumar, sino en muchos otros aspectos importantes de la vida.

Las personas que veo en las charlas de refuerzo están ahí muchas veces porque no entienden totalmente lo que significa la aceptación. Preguntan cosas como, "Pero ¿qué es lo que tengo que hacer?" o "No puedo dejar de pensar en ello," o "Estoy verdaderamente intentando aceptar mi decisión." Están desesperados por saber qué es lo que tienen que **hacer** exactamente para aceptar su decisión. La respuesta por supuesto es, "Nada". Si esto suena paradójico, déjame explicarlo.

Una de las razones principales por las que la aceptación nos parece extraña es porque durante todas nuestras vidas nos enseñan a *intentar* hacer las cosas; que si queremos conseguir algo, tenemos que 'esforzarnos' para conseguirlo; que 'las cosas no van a ocurrir por sí solas y que para conseguir cualquier cosa de valor tienes que trabajar por ello'. Mientras que claramente esto es así para muchos proyectos de la vida, para dejar de fumar, es lo opuesto de lo que deberías hacer. Esforzarte para aceptar tu decisión es como esforzarte para dormirte. Una pérdida de tiempo total. Existe una oración escrita por Reinhold Niebuhr llamada 'La Oración de la Serenidad'. A continuación puedes leer una parte:

Dios concédeme
La serenidad para aceptar las cosas que no puedo cambiar,
Valor para cambiar las cosas que sí puedo cambiar
Y Sabiduría para entender la diferencia.

No importa si crees en Dios o no, los principios expresados por Reinhold Niebuhr son válidos. El hecho es que todos podemos cambiar. **Tu pasado no es tu futuro.** Muchas cosas pueden ser cambiadas y deberían ser cambiadas tal vez. La droga nicotina no cambiará nunca. La manera en la que esclaviza a las personas que la consumen y el daño horrible que causa no cambiarán nunca. Tampoco cambiará la naturaleza humana (al menos en una escala temporal que podría afectarte a ti.) Las grandes industrias involucradas en la fabricación y promoción de drogas adictivas siempre pondrán sus intereses por encima de los tuyos. La mayoría de las organizaciones y asociaciones que crees que están ahí para protegerte siempre pondrán sus intereses por encima de los tuyos. Las industrias siempre mentirán y te manipularán para sacar beneficios. Sin embargo, nada de esto te afectará si aceptas la realidad de lo que fumar (la adicción a la nicotina) verdaderamente es y aceptas tu decisión. No aceptar estos hechos es desear (inútilmente) que la realidad fuera diferente a lo que es de alguna manera. Es este deseo, esta no-aceptación de la realidad lo que te puede hacer vulnerable.

¿Aceptar qué? Aceptar que no sacrificas nada y que no renuncias a nada. La adicción a la nicotina es igual que la adicción a cualquier droga. Una droga adictiva crea una necesidad por sí misma. Una droga adictiva crea un sentido de vacío − como si te faltara algo. La persona luego, erróneamente, emplea más de esta misma droga para llenar el vacío que la misma droga creó, creando una nueva ola de vacío. Para protegerte, tu cuerpo desarrolla una tolerancia hacia la droga, lo que significa que necesitas más de la droga para llenar el vacío creado por la última dosis. Sin embargo, a medida que aumentas el consumo, aumenta tu tolerancia también. Cada dosis proporciona menos alivio de manera que sientes la necesidad de fumar incluso más. Muy rápidamente te encuentras en una lucha sin sentido, en una batalla que no puedes ganar nunca. Pronto te encuentras fumando cada vez más sólo para intentar volver a sentirte 'normal'. Fumar ya no parece una elección, sino una obligación. No importa cuál sea la droga, todos los adictos acaban en este punto de miedo y esclavitud, consumiendo lo máximo que sus cuerpos pueden tolerar, mientras sufren un estado casi constante de mono producido por la retirada de la droga. Si se trata de fumar, esto significa que la única verdadera razón por la que cualquier persona fuma, es para intentar aliviar el mono causado por el cigarrillo anterior intentando volver a sentirse normal. En otras palabras volver a sentirse como no-fumador.

Existen muchas drogas a las que puedes engancharte pero la nicotina tiene que ser la que menos sentido tiene. En ningún momento apoyo el uso de drogas, pero al menos con la marihuana o el alcohol recibes la ilusión falsa de sentirte más feliz (aunque brevemente). Con la nicotina solamente te sientes ansioso y te entra un pánico si no la tienes a mano. Estos son los hechos − la realidad. Siempre fue así y siempre será la realidad, por mucho que quisieras que las cosas fueran diferentes. Por tanto, no tienes que intentar nada y no tienes que esforzarte de la misma manera que el agua está mojada y no tienes que intentar hacer que esté mojada o esforzarte para que esté mojada. El agua no puede ser diferente; la naturaleza del agua es que esté mojada. Siempre fue así y siempre será así.

Acepta que no existe tal cosa como 'un solo cigarrillo'. Nunca existió y nunca existirá. Cada cigarrillo que has fumado fue el resultado directo de 'sólo un cigarrillo' experimental que fumaste hace tantos años. Desde entonces has intentado hacer como si no había problema. Has intentado 'renunciar' al tabaco (creyendo erróneamente que había algo a lo que renunciar). Has intentado fumar menos, has cambiado lo que fumas, has intentado controlarlo innumerables veces. ¿Lograste hacerlo? ¿Estuviste contento con el resultado? Por supuesto que no. Esta es la razón por la que lees este libro. La idea de poder fumar un solo cigarrillo es una ilusión falsa, siempre lo fue y siempre lo será. Lo que existe simplemente es la vida de un fumador, de un adicto a la nicotina, un esclavo a la industria tabacalera. Creer que puedes fumar un solo cigarrillo es como creer que podrías sumergirte desnudo en una bañera llena de agua y no mojarte. No perderías tu tiempo preguntándote si esto fuera posible porque entiendes y acepas que el agua está mojada. Siempre lo estuvo y siempre lo estará.

Nunca decidiste hacerte fumador. Igual que millones de otros, fuiste manipulado cínicamente y de manera criminal para creer que estabas experimentando con un solo cigarrillo.

Pregúntate, si hubieras sabido entonces lo que sabes ahora, ¿habrías fumado aquel primer cigarrillo? ¡Por supuesto que no!

¿Podría haber algo más sencillo? Existen pocas decisiones que hayas tomado o que podrías tomar en tu vida que podrían ser tan inequívocamente correctas. Sabrás con total seguridad no sólo cuando tomas tu decisión, sino durante el resto de tu vida, que tu decisión de dejar de fumar, es, fue y siempre será la decisión correcta. ¡Celébralo! Desde el primer momento, durante el resto de tu vida. Pregúntate, ¿Exactamente cuántas decisiones de las que has tomado a lo largo de tu vida personal han sido tan claras? Para la mayoría de las personas hay pocas o ninguna decisión que tienen estas características. La mayoría de las decisiones vienen acompañadas con al menos un granito de duda. Lo que podía haber parecido una buena decisión en aquel momento, nos damos cuenta más tarde que no fue tan buena y hubiéramos actuado de modo diferente si hubiéramos sabido lo que sabemos ahora. Hay momentos en los que tomamos una decisión y en el momento de tomarla, no estamos seguros si es la decisión correcta o tal vez sentimos que no tenemos elección. Más adelante llegamos a darnos cuenta de que fue la mejor decisión que podíamos haber tomado.

Tu decisión de dejar de fumar es una de las pocas decisiones que tomarás en tu vida, sabiendo con total seguridad, no sólo en el momento en que la tomas, sino durante el resto de tu vida, que fue, es y siempre será la decisión correcta. Lo sientes en tu corazón.

Las personas en general y especialmente los fumadores (en cuanto a lo que se refiere al fumar), confunden fácilmente el miedo con la emoción. El miedo y la emoción producen sensaciones muy parecidas en el cuerpo. Nuestros clientes experimentan cambios emocionales a lo largo de las sesiones. En un momento tienen confianza y se sienten relajados y en el próximo se sienten nerviosos y con miedo. Cuando empezamos a explorar sus sentimientos, descubrimos que una gran parte de lo que creen que es miedo, es en realidad la emoción. Todos somos diferentes, algunos con mayor tendencia a sentirse nerviosos o sentir emoción nerviosa. La emoción nerviosa es algo muy positivo y no es de sorprender que lo sintamos, teniendo en cuenta el gran y maravilloso cambio que representa dejar de fumar y recuperar tu vida. Tú, igual que la mayoría de los fumadores, probablemente llevas la mayor parte o toda tu vida de adulto fumando. Dejar de fumar, aunque es un paso maravilloso y una de las mejores decisiones de tu vida, se siente como un paso en terreno desconocido. Acepta cualquier sentimiento que podrías estar sintiendo. Es temporal y no puede influir en tu decisión.

La aceptación no significa solamente 'resignarte a tu destino', sino que es una forma de pensar con precisión. Significa primero *entender* que no sacrificas nada, luego *aceptar* la realidad tal como es: que no renuncias a nada, que no existe tal cosa como un cigarrillo ocasional, especial, un solo cigarrillo. Luego *tomar las medidas correctas* (dejar de fumar – algo obvio en realidad), es decir, cerrar la puerta a esta parte de tu vida, dejándola atrás con el mismo alivio que experimentas cuando te despiertas después de haber tenido un sueño desagradable, sintiéndote feliz ya que has vuelto a recuperar tu vida.

La única alternativa, que goza de tanta popularidad entre las personas que no aceptan la realidad es autoinfligir añoranza y lástima de ti mismo. En otras palabras, añorar algo que ni siquiera existe (un solo cigarrillo) y luego sentir lástima de ti mismo porque no puedes tener algo que nunca esperas tener (la vida de fumador, de adicto a la nicotina – la cual después de todo, es todo lo que fue o podría ser).

Existen muchas cosas que podemos cambiar y que deberíamos incluso cambiar. La naturaleza de la nicotina no es una de ellas. La nicotina es una droga adictiva. Su único efecto es convertirte en adicto, condenarte a una vida de miseria y esclavitud. Acéptalo. Aceptar la realidad es profundamente relajante.

Tanto padecimiento en esta vida está causado por no aceptar la realidad. Probablemente hayas experimentado la lección dolorosa de la no-aceptación y el alivio que te puede traer la aceptación en otros aspectos de tu vida. Por ejemplo, puede que hayas intentado mantener viva una relación abusiva, difícil que te hacía daño, esperando sin esperanza que las cosas iban a cambiar de algún modo. El sufrimiento en tales situaciones es enorme. Un día aceptas que simplemente no va a ocurrir, que la relación no va a ningún sitio. Nerviosamente y con resolución tomas el paso valiente de hacer frente a la realidad y terminas la relación. Pasado un tiempo miras hacia atrás con un sentido de alivio y muy probablemente te preguntes qué es lo que viste en aquella relación y por qué tardaste tanto en terminar con ella.

Puede que tú, como yo, aprendiste que la mejor manera de hacer frente a una inyección fue simplemente aceptar la situación y relajarte. La alternativa (algo que hacía yo durante años) – luchar, fortalecer mi ánimo, tensarme (especialmente los glúteos) – rápidamente pasó de ser un malestar sin gran importancia a ser una tortura. Puede que hayas luchado contra la necesidad de emplear gafas para leer, finalmente aceptando que a veces, sí las necesitas, luego descubriendo el placer de poder leer rápidamente y con claridad. El alivio en todas estas situaciones llega cuando, en vez de luchar contra la realidad, la aceptas.

Es la esperanza absurda, trágica y sin sentido de que la realidad de alguna manera cambiará o el deseo de que la realidad de algún modo fuera diferente, lo que puede causar problemas. Entiende y acepta lo que es la nicotina y lo que te hace. Nunca cambiará. Piénsatelo. ¿Verdaderamente, no es un alivio saber y aceptar esto?

Eres suficiente. ¿Cómo podrías ser otra cosa? Eres completo y perfecto tal como eres. Es una de las características de las adicciones, sentir que no serías suficiente, que no serías 'tú' sin la nicotina. No es más ni menos que el parásito de la nicotina el que dice esto.

¡Eres suficiente! Recuerda. ¡Eres suficiente! ¡Acéptalo!

Geoffrey Molloy

28

Has dejado de fumar y... ¿ahora qué?

¡Te felicito por tu decisión! ***Eres libre desde el momento en el que tomas tu decisión***. Sin embargo, durante los próximos días, normalmente tres (podría ser tan poco como dos, o tanto como cinco), tu cuerpo seguirá metabolizando y eliminando la nicotina. Estamos hablando de los síntomas del **mono físico**. No estoy hablando de dramas, de mal humor, de subirse por las paredes. Se trata simplemente de la sensación física correspondiente a la eliminación de la nicotina por parte de tu cuerpo. Nada más. Si eres consciente del mono físico durante los próximos días, es probable que lo reconozcas como una leve sensación de vacío e inseguridad en la zona de la boca del estómago o con el pensamiento, "Tengo ganas de fumar." Presta atención. Deja de llamar esta sensación, "Tengo ganas de fumar" – así es cómo la gentuza de la industria tabacalera y sus ayudantes malvados de la industria de las comunicaciones consiguieron engancharte. Míralo por lo que verdaderamente es: no es más que tu cuerpo eliminando la nicotina de una vez por todas. En vez de pensar, "Tengo ganas de fumar un cigarrillo pero no puedo," piensa, "No es más que mi cuerpo eliminando los últimos rastros del veneno, la nicotina". Esta sensación de vacío cuando el cuerpo está eliminando la nicotina, es lo que los fumadores padecen toda su vida, todos los días. Es precisamente esa sensación la que causa el miedo, las mentiras, la enfermedad y el sufrimiento. Es precisamente esta sensación la que les mantiene enganchados. Pero yo soy no-fumador y pronto seré libre de esta sensación ya que no voy a necesitar liberar nicotina'. ¡Maravilloso! ¡Fantástico!"

Por el hecho de haber leído y entendido este libro, tú te has liberado de la idea parasitaria, del mapa mental manipulado, del timo de la nicotina – el timo que te engañó para que introdujeras el parásito de la nicotina dentro de tu cuerpo con aquel primer cigarrillo, el mismísimo parásito que ha tenido el control de tu vida desde entonces. Muchos clientes me han contado que fue útil centrar su atención en la maravillosa sensación de estar finalmente matando al parásito. Cuando se volvían conscientes de la sensación, dijeron cosas como: "¡Muérete cabrón! ¡Yo soy libre! Si quieres hacer esto, puedes hacerlo (¡pero nunca en voz alta en público!). Tal como me lo explicó un cliente: "Por fin he recuperado mi vida. Si al parásito no le gusta la nueva situación, ¡mala suerte! Puede gritar, berrear, hacer lo que le dé la gana. Pero yo tengo las riendas, vuelvo a tener el control de mi vida. Nunca más este parásito me hará gastar una fortuna para envenenarme a mi mismo sistemáticamente Soy libre. No me van a timar nunca más."

Eres libre pero durante un tiempo seguirás teniendo los gestos de un fumador. Seguirás teniendo las mismas reacciones automáticas que has tenido miles de veces antes. Esto no significa que quieres un cigarrillo, sólo significa que necesitas tiempo para adaptarte. Te encontrarás dando golpecitos en los bolsillos o abriendo el bolso buscando tus cigarrillos y el mechero, cuando de repente, te acordarás de que ya no fumas. Ciertamente ocurrirá que te encuentres en una situación social charlando alegremente y tomando algo cuando alguien te ofrecerá un cigarrillo, y sin pensarlo dos veces, mueves la mano para cogerlo. De repente, te acordarás que ya no fumas. Esto va a ocurrir pero no te preocupes, es una gran señal; significa que te habías olvidado del fumar. Cuando esto ocurra, emplea el momento para alegrarte de tu decisión: "¡Fenomenal! ¡Ya no tengo que fumar! ¡Soy libre!"

Es probable también que sueñes con que has fumado, pero no es más que eso. No caigas en la trampa de buscar un significado más profundo. Fumaste miles de cigarrillos y por supuesto vas a soñar con ellos. Disfruta de la sensación de alivio cuando te despiertes y te des cuenta de que eres no-fumador.

Ahora, quiero hablar de algunos 'síndromes':

Amigos, familiares, compañeros pesados

Encontrarás que algunos 'pesados' van a darte la lata constantemente, preguntándote varias veces al día: "¿Sigues sin fumar?" La solución es sonreír amablemente y decirles que eres libre y feliz de ser libre. Deja que disfruten de su pequeña 'película'. No te enfades, ni te irrites. Simplemente sonríe y di, "Soy libre y feliz de ser libre."

La segunda categoría son los fumadores pesados. Puede que te encuentres con un amigo o un conocido que sabe que has dejado de fumar pero insiste en tentarte con un cigarrillo: "Venga, no seas tan aburrido, por uno no pasa nada." Puede que incluso te digan que te has convertido en ex-fumador asqueroso. Recuerda el refrán, 'Mal de muchos, consuelo de tontos'. Lo mires por donde lo mires, el fumar es estúpido. Sin embargo, mientras el fumador está rodeado de otros fumadores, no se siente tan estúpido. Se ayuda de la complicidad de sus compañeros para no sentirse tan estúpido. Al verte a ti como no-fumador feliz creará probablemente una mezcla de esperanza y algo de enfado. Esperanza porque si tú eres capaz de liberarte, se da cuenta en alguna parte de su corazón de que él también tiene que ser capaz de hacerlo. Enfado porque tú has abandonado el 'equipo'. Si tú no fumas, le preocupa que él no pueda fumar delante de ti. Le va a ser difícil justificar el porqué fuma, de manera que muy probablemente se sentirá algo estúpido. Hagas lo que hagas, no eches un sermón al fumador ni una mini-sesión de dejar de fumar; no le regañes tampoco. Sonríele y dile que eres libre y muy feliz de ser libre y que si quiere fumar, no te importa en absoluto: "Por favor, fuma si quieres. Soy no-fumador y feliz de serlo." Ésta es la postura o respuesta más útil tanto para ti como para el fumador. Tendrás el placer de ver como un fumador, sólo por estar cerca de ti, se dará cuenta de que puede liberarse también.

Finalmente tenemos al peor grupo de todos: la familia, los miembros de nuestra familia. Nos conocen y es probable que hayan visto nuestras muchas tentativas fallidas para dejar de fumar y ya no nos creen cuando decimos que hemos dejado de fumar definitivamente. Ése fue mi caso. Las personas no siempre se comportarán como tú crees que deberían comportarse. Otra vez, la mejor respuesta es sonreír y decirles que eres libre y feliz de ser libre. Recuerda que tú tienes todas las cartas en la mano. Disfruta de todos estos momentos, forman parte de la libertad.

Finalmente, recuerda que la industria tabacalera y las personas que la dirigen actúan a sangre fría y con maldad. Están ayudados por la industria inmoral de las comunicaciones y seguirán invirtiendo miles de millones de dólares cada año para enganchar a niños y tenerles enganchados durante su vida de adulto. No les importa cuanta miseria o sufrimiento causan. No les importa quitarte los mejores años de tu vida o que tengas una muerte horrible... siempre y cuando puedan sacar un beneficio.

Así que recuerda, digan lo que digan, oigas lo que oigas:

No sacrificas nada. No renuncias a nada. Nunca hubo sacrifico.

No existe tal cosa como sólo un cigarrillo. Sólo la vida de un fumador.

Geoffrey Molloy

¿Cómo dejo de dejar de fumar?

Vuelta a la salud

Ahora que has dejado de fumar, tu cuerpo empezará un proceso de limpieza. Aparte de la nicotina que te has estado metiendo en el cuerpo, llevas años envenenándote sistemáticamente, estresando tu sistema inmunológico. Esto finalmente ha terminado.

Tu cuerpo lleva años en un estado patológico. Ahora emprenderás el camino hacia la plena salud y el bienestar.

Nadie padece de todos los síntomas pero te mencionaré algunos de los síntomas más comunes. Recuerda que nada malo puede ocurrirte porque has dejado de fumar. La vuelta a la salud y el proceso de limpieza ocurren no porque has dejado de fumar, sino porque empezaste en primer lugar.

Sentirte un poco nublado mentalmente: Se podría describir como una sensación de leve mareo, sin llegar a serlo. Esto dura normalmente un par de días y se debe principalmente al aumento de oxígeno en tu cuerpo.

Hormigueo en las extremidades: causado por un aumento de flujo sanguíneo.

Tos o sensación de picor en la garganta: Mientras fumamos tendemos a ver la tos, en particular la "tos de fumador", como una enfermedad, algo que hay que evitar a toda costa. La tos no es una enfermedad, sino un mecanismo para expulsar la contaminación de tus pulmones. Uno de los síntomas más comunes en la vuelta a la salud es la tos – es una buena señal.

Constipados: la producción de mucosidad es otro mecanismo que emplea el cuerpo para limpiar. Así que es posible que te constipes unas semanas después de dejar de fumar.

El proceso de limpieza es diferente para cada persona. Sin embargo, el aspecto más importante es que aceptes que necesitas pasar por este proceso para volver al estado de plena salud y energía. Para pasar de A a C, necesitas pasar primero por B.

Geoffrey Molloy

¿Cómo dejo de dejar de fumar?

Puntos fundamentales

1. TÚ DECISIÓN: La decisión que has tomado es la correcta. Acéptala. Nunca jamás tengas dudas acerca de tu decisión.

2. NO HAY SACRIFICIO: No haces ningún sacrificio. Acepta que no disfrutas fumando, que nunca lo hiciste y que nunca lo harás. La idea de que el cigarrillo es una ayuda o un placer es una ilusión. No hay nada a que renunciar.

3. SUSTITUTOS: Lo malo de los sustitutos es que perpetúan la idea falsa, de estar haciendo un sacrificio. ¿Necesitaste un sustituto para la gripe, una vez que te curaste? Por supuesto que no.
   No necesitas un sustituto para la nicotina. Ten la seguridad de que dentro de unos días cualquier sensación de ansiedad desaparecerá.

4. "SÓLO UN CIGARRILLO": No puedes fumar ni un sólo cigarrillo, puro, ni nada que contenga nicotina. Si ves un cigarrillo como una especie de ayuda o placer, verás un millón de cigarrillos como ayuda o placer. Recuerda que si enciendes un cigarrillo, abres la puerta al siguiente y al siguiente,...para siempre.

5. LA NUEVA SITUACIÓN: Es probable que no conozcas o hayas olvidado la sensación de ser adulto y no-fumador. Por tanto, igual que aprendemos a montar en bicicleta o conducir un coche nuevo, necesitarás tiempo para acostumbrarte a la nueva situación. Acepta y disfruta estas nuevas sensaciones.

6. TU ACTITUD: Si te sientes alterado y sientes el mono de la nicotina, reconocerás esta sensación como el pensamiento: "me apetece un cigarrillo". Deja de pensarlo como: "me apetece un cigarrillo, pero no puedo o no debo". Sencillamente, piensa: "Esta no es una sensación agradable. Los no-fumadores no padecen esta sensación. Pronto desaparecerá para siempre. ¡Estupendo, soy no-fumador!". Recuerda, cualquier malestar que tengas no es porque has dejado de fumar, sino porque empezaste a hacerlo.

7. NO ENVIDIES A LOS FUMADORES: Si ves a un fumador que enciende un cigarrillo y empiezas a envidiarle, recuerda, no es feliz porque fuma, más bien si no se le permitiera fumar, se volvería deprimido e irritable. Grábatelo bien en la mente: todos los fumadores, en secreto o abiertamente, te envidiarán porque a todos los fumadores les gustaría ser como tú, un no-fumador.

8. TIRA EL TABACO: Tira el tabaco que tengas en casa o en tu lugar de trabajo. Eres no-fumador. Los no-fumadores no necesitan tener tabaco a mano. Es una oportunidad de reforzar tu decisión. Si sientes ganas de fumar ¡no lo hagas!

Geoffrey   Molloy

Este libro forma parte del programa Es fácil... ¡si sabes cómo!

- Es fácil dejar de fumar… ¡si sabes cómo!
- Es fácil vivir sin alcohol… ¡si sabes cómo!
- ¡Socorro, no puedo parar de pensar!
- Es fácil perder peso... ¡si sabes cómo!

Si deseas ponerte en contacto con el autor o quieres información sobre nuestros cursos presenciales o videoconferencia, puedes hacerlo en las siguientes direcciones:

http://www.esfacilsisabescomo.es

geoffrey@esfacilsisabescomo.es

Teléfonos: 902 10 28 10 - 942 83 03 99

Geoffrey Molloy

Referencias

Geoffrey Molloy

Referencia 1: Inefectividad de fármacos para dejar de fumar
Se ha sabido desde Abril de 1993 que casi el 100% de las personas que utilizan el parche de nicotina por segunda vez, vuelven a fumar dentro de 6 meses.
http://www.ncbi.nlm.nih.gov/entrez/query.cgi?md=Retrieve&db=PubMed&List_uids=8485431&dopt_Abstract

En Noviembre de 2003 se anunciaron los resultados de un estudio que demostró que el 36,6% de las personas que emplearon chicles de nicotina para dejar de fumar, acabaron enganchados a los chicles:
http://tc.bmjjournals.com/cg/reprint/12/3/310

Un estudio australiano, publicado en Mayo de 2006 en el 'Addictive Behaviours' demostró que el fumador que deja de fumar *sin* terapia sustitutiva de la nicotina u otros fármacos tiene el *doble* de probabilidad de dejar de fumar. El estudio analizó los datos recopilados por 1000 médicos de cabecera durante 2002 y 2003:
www.nchi.nlm.nih.gov/entrez/query.fcgi?cmd=Retrieve&db=PbMed&dopt=Citation&list_uids=16137834

En Septiembre otro estudio publicado por JAMA (Journal of the American Medical Association) concluyó que los sustitutos de la nicotina no aumentan el porcentaje de éxito de dejar de fumar entre fumadores californianos:
http://jama.ama-assn.org/cgi/content/abstract/288/10/1260

Otros estudios con conclusiones parecidas:
http://content.healthaffairs.org/cgi/content/abstract/21/6/12
http://www.ncbi.nlm.nih.gov/entrez/query.fcgi?cmd=Retrieve&db=pubmed&adopt=Abstract&list_uids=15066370
http://wwwnlho.org.uk/viewResource.aspx?id=7687

La industria farmacéutica argumenta que sus propios estudios sí demuestran la efectividad de sus fármacos. El siguiente meta-análisis de tales estudios señala la manipulación de tales estudios:
http://whyquit.com/studies/NRT_Binding_Failures.pdf
http://www.forces-nl.org/dowload/DarEtter.pdf

Geoffrey Molloy

Referencia 2: FDA. Advertencias de precaución para Chantix (Champix) and Zyban. Esos fármacos podrían ser la causa de daños permanentes o incluso la muerte.

Associated Press Nueva York - actualizado 7/1/2009 7:25: 59 P.M. E.T.
www.msnbc.msn.com/id/31685329/ns/health-addictions/t/chantix-zyban-must-carry-depression-warning/

La FDA (Agencia Federal de Medicamentos y Alimentos) requerirá que dos fármacos para dejar de fumar, Chantix (Champix) y Zyban lleven la advertencia de precaución más fuerte de la agencia sobre los efectos secundarios incluyendo la depresión y pensamientos suicidas.

El nuevo requisito, llamado una advertencia 'caja negra', se basa en informes de personas que han experimentado cambios inusuales de comportamiento, convirtiéndose en personas deprimidas o teniendo pensamientos suicidas mientras tomaban estos fármacos.

El antidepresivo Wellbutrin, que tiene el mismo ingrediente activo que Zyban de Glaxo Smith Kline PLC, lleva tal advertencia.

La FDA también requiere unos estudios adicionales sobre Chantix y Zyban para determinar el grado de los efectos secundarios. Pfizer Inc., que fabrica Chantix, dijo que todavía está discutiendo el diseño potencial del estudio con la FDA. El estudio podría incluir a pacientes con y sin afecciones psiquiátricas para determinar el verdadero índice de incidencia de efectos secundarios psicológicos, comentaron portavoces de funcionarios de Pfizer.

Pfizer ya había actualizado su etiquetado después del comienzo de una investigación por parte de la FDA en 2007 sobre los efectos secundarios potenciales de Chantix. Esta investigación fue iniciada como resultado de varios informes recibidos sobre problemas psíquicos en pacientes.

A pesar de las nuevas advertencias más estrictas, la FDA dijo que los consumidores y los médicos tienen que comparar la ventaja con los riesgos antes de que el paciente decida tomar el fármaco.

"El riesgo de efectos adversos serios asociados con ingerir estos productos se debe considerar teniendo en cuenta los importantes beneficios para la salud que se consiguen con el abandono del tabaco," dijo Dra. Janet Woodcock, directora del Centro del FDA para la Evaluación y la Investigación de los Fármacos. "Fumar es la causa principal de la enfermedad evitable, incapacidad y la muerte en los Estados Unidos. Sabemos que estos productos son ayudas eficaces para ayudar a que las personas dejen de fumar." *(Lo qué no se indica aquí es que numerosos estudios independientes demuestran que a pesar de los riesgos muy verdaderos asociados a este fármaco, no aumenta los porcentajes de éxito de dejar de fumar (medidos un año después de dejar de fumar), comparado con dejar de fumar en frío, es decir, sin ningún método o medicación.)*

El otoño pasado, la FDA también comenzó a estudiar los informes de pacientes que habían experimentado desmayos y lesiones mientras tomaban

Chantix. La Administración Federal de Aviación prohibió más adelante el uso de Chantix a los pilotos y a los controladores aéreos. En la etiqueta de la caja de este fármaco también se advierte que podría afectar a la capacidad del paciente para conducir o para operar con maquinaria pesada.

Chantix fue aprobado en 2006. Las ventas alcanzaron $846 millones en 2008.

"La actualización de etiquetado subraya el papel importante de personal de asistencia sanitaria en cuanto a tratar a fumadores que intentan dejar de fumar y proporciona información específica sobre Chantix y las instrucciones que los médicos y los pacientes deben seguir al pie de letra," dijo Dr. Briggs W. Morrison, vice-presidente mayor del grupo del desarrollo de atención primaria en Pfizer.

Incluyo aquí un extracto de un artículo escrito por John R. Polito (Whyquit —una organización sin ánimo de lucro)
http://whyquit.com/whyquit/LinksCAids.html

Enlace al informe del ISMP (The Institute for Safe Medication Practices'):
http://www.pdfdownload.org/pdf2html/view_online.php?url=http%3A%2F%2Fwhyquit.com%2Fchantix%2FQuarterWatch%25202010q3%2520final.pdf
Se pueden encontrar otros enlaces en la página web de Whyquit.

Según un informe emitido hace poco por el Instituto para la Administración Segura de la Medicación (ISMP), una organización 'perro guardián' sin ánimo de lucro de la medicación: "Durante el primer trimestre de 2008, la vareniclina (uno de los ingredientes activos principales del Champix) fue responsable de más informes de lesión seria que la totalidad de los 10 fármacos de marca más vendidos."

El informe indica que la Agencia de Medicamentos y Alimentos de los E.E.U.U. (FDA) recibieron denuncias sobre reacciones adversas serias asociadas al uso de 773 fármacos durante el primer trimestre de 2008 y que Champix se encontró otra vez en la primera posición de la lista. Durante el primer trimestre había 1.001 nuevas denuncias de lesiones serias de usuarios de la vareniclina, incluyendo 50 muertes adicionales. Durante el cuarto trimestre de 2007 había 998 denuncias de usuarios de vareniclina de lesión seria y 78 muertes.

Un estudio dirigido por Pfizer y publicado en febrero de 2008, hizo una comparación entre 10 semanas usando el parche de nicotina y 12 semanas usando la vareniclina. A pesar de que Pfizer regalara a la vareniclina una ventaja de dos semanas de tratamiento, los resultados con vareniclina no fueron superiores. A los seis meses y al año se les preguntó a los participantes del estudio si habían fumado algún cigarrillo durante los últimos 7 días. Los investigadores de Pfizer, que incluyeron a cuatro empleados de Pfizer, fueron obligados a anunciar que "no habían diferencias significativas" entre cifras de

Geoffrey Molloy

abstinencia de los usuarios de los parches de nicotina y de la abstinencia de los usuarios de Champix ni a los 6 meses ni al año.

Según el informe de ISMP, la vareniclina registró otra vez el número más elevado de incidencias de suicidio/auto-daños que cualquier otro fármaco – 226. El número total de intentos de suicidio asociados a los dos fármacos siguientes fue un 22% menos (oxycodone con 89 denuncias y acetaminophen con 87).

El informe también señala tipos adicionales de efectos secundarios, incluyendo lesiones accidentales serias. Destaca los accidentes de tráfico y la preocupación de que efectos inducidos por la vareniclina - ataques, problemas de visión, ataques de pánico o deterioro en la capacidad para juzgar, podrían desempeñar un papel.

Anima a que se investigue más la posible relación entre el uso de la vareniclina y la diabetes, la interrupción potencialmente peligrosa del ritmo del corazón, ataques de corazón, derrames cerebrales y las reacciones alérgicas moderadas y severas.

El informe anterior del ISMP de mayo de 2008 despertó inquietudes en cuanto a accidentes relacionados con una disminución en la atención y el deterioro en la coordinación muscular entre los trabajadores de la industria del transporte que usaban vareniclina. En respuesta, la Administración Federal de Aviación prohibió el uso de Champix a los pilotos de avión; el Ministerio de Transporte limitó su uso entre los conductores de camión y el Departamento de Defensa prohibió su uso a los equipos de los aviones y de misiles

Referencia 3: Los fármacos y la medicina son las causas principales de la muerte. ¿Es verdad que la medicación y los médicos son la tercera causa de muerte en los E.E.U.U o quizás incluso, la 1ª?

http://www.ncbi.nlm.nih.gov/pubmed/9555760?dopt=Abstract

Un estudio publicado por la Dra. Starfield, profesora de salud pública en uno de los hospitales más prestigiosos de los Estados Unidos, Johns Hopkins, ha recopilado toda la investigación publicada que documenta las varias causas de muerte a las que han contribuido los médicos. El Dr. Mercola (www.mercola.com) sumó los resultados y los comparó con las muertes por enfermedades cardiovasculares y el cáncer llevando al titular, 'Los médicos son la tercera causa de muerte en los E.E.U.U'.

Cuando la Dra. Starfield se puso en contacto con el Dr. Mercola por email, le escribió que discrepaba con el titular que había creado el Dr. Mercola. Ella no pensaba que los médicos eran la tercera causa de muerte, sino que pensaba que eran la causa de muerte *número uno* por no proporcionar suficiente información sobre la prevención.

Sin embargo, el año anterior, el JAMA, publicó un estudio que pudo corroborar que los médicos podrían ser la principal causa de muerte en los Estados Unidos.

Éste estudio se podría considerar especulativo de manera que, a continuación se citan otros estudios que apoyan esta afirmación:

JAMA April 15, 1998; 279(15):1200
http://www.ncbi.nlm.nih.gov/pubmed/9555760?dopt=Abstract

- En 1994, se estima que 2.216.000 pacientes hospitalizados experimentaron serias reacciones adversas a fármacos y aproximadamente 106.000 fallecieron debido a estas reacciones adversas, lo que significa, que estas reacciones son entre la cuarta y sexta causa de muerte.
- Las reacciones adversas a fármacos mortales corresponden al 0,32% (intervalo de confianza del 95% (CI), entre el 0,23% y 0,41%) de pacientes hospitalizados.

BMC Nephrology, 22 de Diciembre de 2003
http://www.ncbi.nlm.nih.gov/pubmed/14690549?dopt=Abstract

• Los problemas relacionados con fármacos siguen ocurriendo con mucha frecuencia en pacientes de hemodiálisis atendidos en ambulatorios.
• Los problemas relacionados con la dosificación errónea de fármacos (el 33,5%), las reacciones adversas a fármacos (el 20,7%) y una condición que no estaba siendo tratada actualmente (el 13,5%) eran los problemas más comunes.

• 5.373 indicaciones en cuanto a la administración de fármacos fueron examinadas y se identificó un problema por cada 15,2 dosis de fármacos.

Nursing Times 9-15 de Diciembre de 2003; 99 (49): 24-5.
http://www.ncbi.nlm.nih.gov/pubmed/14705341?dopt=Abstract

• En 2002, 16.176 informes de las reacciones adversas a fármacos fueron recibidos, del cual el 67% se relacionó con las reacciones categorizadas como 'serias'.

Pharmacy World and Science: PWS. Diciembre, 2003; 25(6):264-8.
http://www.ncbi.nlm.nih.gov/pubmed/14689814?dopt=Abstract

• Los errores asociados con la administración de fármacos fueron observados en dos departamentos de un hospital durante 20 días.
 • La tasa de error de la administración de fármacos fue el 14,9%. Los errores en cuanto a la dosificación fueron los más frecuentes (el 41%), seguidos por errores relacionados con la administración en el momento inadecuado (26%) y errores en cuanto a la cantidad. Se estimó que 10% de los errores eran potencialmente peligrosos para la vida – 26% de potencial importante y 64% de potencial menor.
• Se ha estimado que la morbosidad y la mortalidad relacionadas con fármacos cuesta más de $136 mil millones al año en los Estados Unidos. Estas estimaciones son más altas que el coste total relacionado con el cuidado de enfermedades cardiovasculares o de la diabetes en los Estados Unidos. Un componente importante de este gasto se debe a las reacciones adversas a fármacos.

American Journal of Medicine 1 August, 2000; 109(2):122-30
http://www.ncbi.nlm.nih.gov/pubmed/10967153?dopt=Abstract

• Aproximadamente el 0,05% de todas las admisiones de hospital son ciertas o probablemente relacionadas con la administración de fármacos.

• Las cifras de incidencia basadas en partidas de defunción no refleja la verdadera incidencia de reacciones de drogas adversas mortales. Sólo causan una seria subestimación de lo que está ocurriendo de verdad.

European J Clinical Pharmacology Octubre 2002; 58(7):479-82.
http://www.ncbi.nlm.nih.gov/pubmed/12389071?dopt=Abstract

• En un estudio de 200 pacientes, las reacciones adversas a fármacos pueden haber contribuido a la muerte de dos pacientes (el 1%).

¿Cómo dejo de dejar de fumar?

Journal of Clinical Pharmacy and Therapeutics-October, 2000; 25(5):355-62-http://www.ncbi.nlm.nih.gov/pubmed/11123487?dopt=Abstract

• En un estudio de 28.000 pacientes, se consideraban las reacciones adversas a fármacos como causa del 3,4% de los ingresos en un hospital. De éstos, 187 reacciones adversas se categorizaron como severas. Fueron cifrados como severas. Las quejas gastrointestinales (el 19%) representaron los eventos más comunes, seguidas por las complicaciones metabólicas y hemorrágicas (el 9%). Los fármacos más responsables de estas reacciones adversas eran diuréticos, bloqueadores del canal del calcio, fármacos antiinflamatorios no-esteroidales y digoxin.

J American Geriatric Society, December, 2002; 50(12):1962-8
http://www.ncbi.nlm.nih.gov/pubmed/12473007?dopt=Abstract

Reacciones adversas a fármacos – causa de ingresos en los hospitales

Geoffrey Molloy

Referencia 4: Informe OMS sobre el tabaco
Nota descriptiva N° 339
Julio de 2011
Datos fundamentales
http://www.who.int/topics/tobacco/en/

* El tabaco mata a casi la mitad de quienes lo consumen.

* El tabaco mata a casi seis millones de personas cada año, de las cuales, más de 5 millones son o han sido consumidores del producto y más de 600. 000 son no-fumadores expuestos a humo de tabaco ajeno. A menos que se tomen medidas urgentes, la cifra anual de muertes podría ascender a más de ocho millones en 2030.

* Casi el 80% de los mil millones de fumadores que hay en el mundo vive en países de ingresos bajos o medios.

* El consumo de productos de tabaco está aumentando a nivel mundial, aunque está disminuyendo en algunos países de ingresos altos y de ingresos medios-altos.

El tabaco es una de las principales causas de mortalidad, morbilidad y pobreza

El tabaco es una de las mayores amenazas para la salud pública al que el mundo ha tenido que hacer frente. Mata a casi 6 millones de personas al año, de las cuales, más de 5 millones lo consumen o lo han consumido y más de 600.000 son personas no-fumadoras expuestas al humo ambiental. Se muere aproximadamente una persona cada seis segundos a causa del tabaco, lo que representa uno de cada 10 fallecimientos en adultos. Casi la mitad de los actuales consumidores de tabaco acabarán falleciendo por una enfermedad relacionada con el tabaco. Esa cifra podría elevarse a más de ocho millones en 2030 a menos que se tomen medidas urgentes para controlar la epidemia del tabaquismo.

Casi el 80% de los más de mil millones de fumadores que hay en el mundo viven en países de ingresos bajos o medios, donde la carga en cuanto a enfermedades y mortalidad relacionadas con el tabaco pesa más.

Los consumidores de tabaco que mueren prematuramente privan a sus familias de ingresos, aumentan el coste de la atención sanitaria y dificultan el desarrollo económico.

En algunos países, los niños de los hogares pobres trabajan con frecuencia en el cultivo de tabaco para aumentar los ingresos familiares. Esos niños son especialmente vulnerables a la 'enfermedad del tabaco verde', producida por la nicotina que se absorbe a través de la piel cuando se manipulan las hojas de tabaco húmedas.

Es un producto que mata progresivamente.

¿Cómo dejo de dejar de fumar?

Debido al desfase de varios años entre el momento en que la gente empieza a consumir tabaco y la aparición de problemas de salud, la epidemia de enfermedades y muertes relacionadas con el tabaco no han hecho más que empezar.

* El tabaco causó cien millones de muertes en el siglo XX. Si se mantiene la tendencia actual, en el siglo XXI se registrarán hasta mil millones de muertes.

* Si no se les pone freno, las muertes relacionadas con el tabaco aumentarán hasta más de ocho millones al año antes del 2030. Más del 80% de esas muertes se producirán en los países de ingresos bajos y medios.

La vigilancia es el factor clave.

Una vigilancia eficaz permite determinar las dimensiones y la naturaleza de la epidemia del tabaquismo y la mejor manera de adaptar las políticas. 59 países, casi la mitad de la población mundial, han reforzado sus sistemas de vigilancia para que incluyan datos recientes o representativos sobre ambos, adultos y jóvenes, de modo que cada cinco años como mínimo se reúnan datos de ese tipo. Aun así, más de cien países carecen de esos datos o no tienen ninguno…

El humo ajeno mata.

Se considera el humo ajeno como el que llena restaurantes, oficinas y otros espacios cerrados, cuando la gente quema productos de tabaco como cigarrillos, 'bidis' y pipas de agua. No existe un nivel seguro de exposición al humo de tabaco ajeno.

Todo el mundo debería poder respirar aire sin humo. Las leyes contra el humo protegen la salud de los no-fumadores, son bien acogidas, no perjudican a los negocios y animan a los fumadores a dejar el tabaco. [1]

* Apenas un 11% de la población está protegido por leyes nacionales amplias contra el humo.

* El número de personas protegidas del humo ajeno se ha más que duplicado hasta alcanzar los 739 millones en 2010, frente a 354 millones en 2008.

De las 100 ciudades más pobladas, 22 son libres de humo.

* Casi la mitad de los niños respiran aire contaminado por humo de tabaco de modo habitual.

* Más del 40% de los niños tienen al menos un padre que fuma.

* El humo ajeno causa más de 600.000 muertes prematuras cada año.

* En 2004 los niños representaron el 28% de las muertes atribuibles al humo ajeno.

* El humo del tabaco contiene más de 4.000 productos químicos, de los cuales se sabe que al menos 250 son nocivos y más de 50 causan cáncer.

Geoffrey Molloy

* En los adultos, el humo ajeno causa graves trastornos cardiovasculares y respiratorios, en particular coronariopatías y cáncer de pulmón. Entre los lactantes causa muerte súbita y en las mujeres embarazadas, niños con bajo peso en el nacimiento.

Los consumidores de tabaco necesitan ayuda para dejarlo.

Diversos estudios muestran que son pocas las personas que comprenden los riesgos específicos para la salud que entraña el consumo de tabaco. Por ejemplo, un estudio realizado en China en 2009 reveló que solo un 37% de los fumadores sabía que el tabaco era causa de cardiopatía coronaria y sólo un 17% sabía que causa accidentes cerebrovasculares.

Entre los fumadores que son conscientes de los peligros del tabaco, la mayoría desean dejarlo. El asesoramiento y la medicación pueden duplicar la probabilidad de abandonar el tabaco entre quienes intentan hacerlo.

* Solo hay 19 países, un 14% de la población mundial, que ofrecen ayuda médica para la deshabituación.

* En el 28% de los países de ingresos bajos y el 7% de los de ingresos medios no se ofrece asistencia alguna para abandonar el tabaco.

Las advertencias gráficas funcionan.

Las advertencias textuales y gráficas impactantes – en especial las que incluyen imágenes - causan una disminución del número de niños que empiezan a fumar y un aumento del número de fumadores que dejan el tabaco.

Los estudios llevados a cabo después de implantarse advertencias gráficas en Brasil, Canadá, Singapur y Tailandia muestran sistemáticamente que esas advertencias fomentan considerablemente la toma de conciencia de la gente acerca de los peligros del consumo de tabaco.

Las campañas emprendidas en los medios de información también pueden reducir el consumo de tabaco, motivando a la gente para que proteja a los no-fumadores y convencer a los jóvenes para que abandonen el tabaco.

* Sólo hay 19 países, un 15% de la población mundial, que cumplen las mejores prácticas sobre las advertencias gráficas, que comprenden la inclusión de advertencias en el idioma local y la exigencia de que ocupen como promedio al menos la mitad del anverso y reverso de los paquetes de cigarrillos. Ningún país de ingresos bajos satisface ese nivel exigido.

* Hay en total 42 países, un 42% de la población mundial, que obligan al uso de advertencias gráficas.

* Las advertencias gráficas pueden convencer a los fumadores de la necesidad de proteger a los no-fumadores evitando el consumo de tabaco en el hogar y cerca de los niños.

¿Cómo dejo de dejar de fumar?

* Más de 1,9 mil millones de personas, el 28% de la población mundial, viven en los 23 países que han emprendido al menos una gran campaña contra el tabaco en los medios de información en los últimos dos años.

La prohibición de la publicidad reduce el consumo.

Las medidas de prohibición de la publicidad, la promoción y el patrocinio del tabaco pueden reducir el consumo.

* La prohibición general de todas las formas de publicidad, promoción y patrocinio del tabaco permitiría reducir el consumo de tabaco en un 7% aproximadamente como media, pero en algunos países se podría lograr una disminución de hasta el 16%.

* Solo 19 países, que representan el 6% de la población mundial, han implantado medidas generales de prohibición en la publicidad, la promoción y el patrocinio del tabaco.

* El 46% de la población mundial vive en países que no prohíben la distribución gratuita de productos de tabaco.

Los impuestos tienen un efecto disuasorio.

Los impuestos sobre el tabaco son la opción más eficaz para reducir su consumo, especialmente entre los jóvenes y los pobres. Un incremento en impuestos que sube el precio del tabaco un 10% reduce el consumo de tabaco en un 4% aproximadamente en los países de ingresos altos y en un 8% en los países de ingresos bajos o medios.

* Sólo 27 países - menos del 8% de la población mundial - aplican impuestos sobre el tabaco que superen el 75% del precio de venta al público.

* En los países sobre los que se dispone de información al respecto, los ingresos obtenidos mediante los impuestos al tabaco equivalen a 154 veces el gasto realizado en medidas de control del tabaco.

La OMS se ha comprometido a luchar contra la epidemia mundial del tabaquismo. El Convenio Marco de la OMS para el Control del Tabaco entró en vigor en febrero de 2005. Desde entonces se ha convertido en uno de los tratados más ampliamente adoptados en la historia de las Naciones Unidas, suscrito por más de 170 Partes que representan el 87% de la población mundial. El Convenio es el instrumento más importante de control del tabaco de que dispone la OMS y marca un punto de inflexión en la promoción de la salud pública. Es un tratado basado en la evidencia que reafirma el derecho de la gente al nivel más alto posible de salud, dota de dimensiones jurídicas a la cooperación sanitaria internacional y establece criterios estrictos para vigilar el cumplimiento.

En 2008 la OMS introdujo un conjunto de medidas encaminadas a combatir el consumo de tabaco y ayudar a los países a aplicar el Convenio Marco de la OMS. Conocidas por su acrónimo, MPOWER, las medidas se consideran

Geoffrey Molloy

'buenos productos' y 'productos óptimos' en el ámbito del control del tabaco. Cada medida corresponde por lo menos a una disposición del Convenio Marco de la OMS para el Control del Tabaco. Las seis medidas MPOWER son:

* Vigilar el consumo de tabaco y las medidas de prevención
* Proteger a la población del humo del tabaco
* Ofrecer ayuda para el abandono del tabaco
* Advertir de los peligros del tabaco
* Hacer cumplir las prohibiciones sobre publicidad, promoción y patrocinio
* Aumentar los impuestos del tabaco.

Para mayor información:
WHO Media centre
Teléfono: +41 22 791 2222
E-mail: mediainquiries@who.int

También recomiendo:
OMS report on the global tobacco epidemic 2011.
Informe sobre la epidemia global de tabaco:
http://www.who.int/tobacco/global_report/2011/en/index.html

Referencia 5: ¿Cómo la nicotina afecta su cuerpo?

Página web del Departamento de Defensa de los E.E.U.U.:
http://www.ucanquit2.org/facts/nicotine.aspx

Hay tantos peligros asociados al uso de los productos del tabaco que a veces los efectos dañinos de la nicotina en sí se pierden entre ellos. La nicotina afecta a TODOS los sistemas importantes en el cuerpo humano. A medida que se acumula por uso habitual, puede llegar a un funcionamiento inmune debilitado, fatiga, aumento en el tiempo necesitado para la reparación de tejidos y a largo plazo, enfermedades incluyendo el cáncer. De hecho, la nicotina impide que el cuerpo se deshaga de células dañadas debidamente, permitiendo por tanto que las células cancerosas se desarrollen.

No importa si la nicotina proviene del humo, o si se mastica, o si proviene de los nuevos - cigarrillos electrónicos o del tabaco soluble, la nicotina afecta a cada usuario de la misma manera. Vamos a explorar cómo la nicotina afecta a diferentes partes de cuerpo:

• El Cerebro: La nicotina interrumpe la actividad neurotransmisora normal, causando cambios químicos y la adicción. Otros síntomas neurológicos causados por la nicotina incluyen mareo, disturbio del sueño, vértigos y temblores.

• El Corazón y arterias: La nicotina aumenta el ritmo cardíaco y levanta la presión arterial cuando estimula la segregación de la adrenalina. A corto plazo, esto significa que su cuerpo es menos eficiente cuando haces ejercicio. Tiene que trabajar más para que la sangre y el oxígeno lleguen a las células que los necesitan, impidiendo que el cuerpo alcance su máximo potencial. A largo plazo, este estrés en el corazón y las arterias puede llevar al riesgo creciente de ataques de corazón y pueden incluso resultar en un derrame cerebral y/o en un aneurismo.

• Los Ojos: La nicotina reduce la capacidad de ver de noche al parar la producción de pigmentos en los ojos diseñados especialmente para la visión cuando hay poca luz. La adrenalina producida por la nicotina reduce la visión periférica y acaba acelerando la degeneración de los ojos

. • Metabolismo: La nicotina aumenta la cantidad de calorías quemadas pero disminuye la resistencia al gastar energía que se pierde en el esfuerzo. De manera que, mientras que los usuarios de la nicotina pueden tener la energía suficiente para correr distancias cortas rápidamente, no tienen la capacidad máxima de pulmón o de corazón necesarias para conseguir el mejor resultado en el PT (prueba de correr), ni para acabar el paseo 'toda la noche' con su unidad. (Se refiere a una unidad militar.)

• Sistema reproductivo: La nicotina prohíbe la adecuada circulación de sangre y es la primera causa de la disfunción eréctil (impotencia) en los hombres con menos de 40 años. La nicotina también aumenta el riesgo de infertilidad y de aborto involuntario. Y si los bebés expuestos a la nicotina en el útero llegan a nacer, tienden a tener índices de natalidad bajos, nacer prematuramente y tener mayor riesgo de padecer problemas de pulmón.

• Huesos: Si se utiliza a largo plazo, la nicotina altera las estructuras celulares y aumenta el riesgo para las fracturas mientras que contribuye a largo plazo, al desarrollo de huesos debilitados (osteoporosis).

Los fumadores tienen riesgo adicional porque la nicotina está presente en sus pulmones. La nicotina causa la respiración rápida y poco profunda, lo que significa que los fumadores se cansan más rápidamente cuando hacen ejercicio. A lo largo del tiempo la nicotina daña las células de los pulmones de modo permanente, cambiando su estructura. Esto resulta en aumentar el riesgo a contraer alguna enfermedad pulmonar, el cáncer de pulmón, el enfisema, neumonía y la bronquitis.

Referencia 6: Confabulación entre Big Tobacco y Hollywood

(Reconocimientos y gracias por la compilación original a 'Abogados multiculturales para el cambio social en tabaco': www.mascotcoalition.org)

Las estrellas de Hollywood animan a jóvenes a fumar
John Travolta y Sharon Stone promocionan el fumar
ABC News (Australia) Sábado 24 de febrero de 2001

John Travolta, Leonardo DiCaprio, Sharon Stone y Julia Roberts de Hollywood han sido acusados de animar a la gente joven a que empiecen a fumar. Una investigación publicada en el 'British Tobacco Control Journal" (revista británica sobre el control del tabaco) descubrió que los estudiantes de Estados Unidos entre 10 y 19 años de edad cuyas estrellas preferidas fumaban en la pantalla tenían más probabilidad de fumar que los jóvenes cuyas estrellas preferidas nunca fumaban en las películas.

El estudio examinó a 630 estudiantes de escuelas rurales en Nueva Inglaterra sobre sus hábitos de fumar y sus actitudes respecto al fumar y se les pidió nombrar a su estrella de cine preferida. Los investigadores luego determinaron cuántas veces fumaban 43 estrellas de cine en películas realizadas entre 1994 y 1996. Encontraron que los jóvenes cuyas estrellas preferidas fumaban en la pantalla tenían mucha más probabilidad de fumar que sus compañeros de clase cuyos actores preferidos nunca fumaban y cuanto más fumaba el actor, tanto más favorablemente el adolescente consideraba el fumar.

Los fans de Di Caprio, Stone y Travolta, cada uno de los cuales había fumado en tres o más películas, tenían 16 veces más probabilidades de expresar una opinión favorable sobre fumar que los que eligieron a estrellas 'no-fumadoras'. "Imágenes de estrellas de cine preferidas contribuyen a fumar entre adolescentes, lo que a su vez, representa un nexo causal a lo que sigue siendo la causa principal de la muerte prematura y del principal problema de salud pública evitable en el mundo desarrollado," escriben los investigadores.

No sólo películas de Hollywood – la televisión también.
The Washington Post 26 de Febrero de 2001 por Ann Landers Página C09

Hace poco vi un episodio de un programa de TV que he disfrutado durante varios meses. Es una serie médica, bien hecha y muy interesante, pero no la miraré nunca más. ¿La razón? Durante el programa, que es ficticio, cuatro de los médicos estaban manteniendo una conversación en un entorno médico. Dos de los médicos fumaban con aire despreocupado. Lo que acabo de describir es una forma sutil de 'colocación del producto'. Da igual si se veía la marca de tabaco que fumaban, en todo caso, fue una promoción ingeniosa del fumar por parte de alguien que retrataba a un profesional médico.

Esto es censurable, dicho de modo educado… Espero que otros que se fijan en esta clase de colocación del producto escriban a las personas que producen y patrocinan la serie y dejen saber su opinión.

Investigación de base

Un estudio en la edición actual de 'The Lancet' ha generado mucho interés entre los medios de comunicación. Los autores examinaron el contenido de las 25 películas más populares de taquilla de los E.E.U.U. entre 1988 y 1997 y encontraron que: "Más de 85% de las películas contenían uso del tabaco. Las marcas de tabaco aparecieron en 70 (el 28%) de las películas."

Los autores también encontraron que "había un aumento llamativo en el tipo de marca representado, con un aumento de la promoción por parte del actor desde un 1% de películas antes de la prohibición voluntaria de 1989 por parte de la industria del tabaco en cuanto a la colocación de productos pagada, hasta el 11% después. Cuatro marcas de tabaco estadounidenses representaban el 80% de la marcas promocionadas." Finalmente, los autores se dan cuenta de que: "Las marcas estadounidenses más anunciadas correspondían a las marcas que más aparecían en las películas. Lo que a su vez sugiere un motivo publicitario a esta práctica."

De modo contrario modesto al estudio realizado por "The Lancet', el autor de una carta dirigida al director del 'British Medical Journal' (BMJ) defiende el comportamiento publicitario de la industria de tabaco con la siguiente observación: "Cada fabricante de un producto legal hará todo dentro de la ley para animar a usar su producto."

Los cigarrillos de Marlboro representaban el 40% de las marcas de tabaco que se fuman en películas. Un documento recientemente descubierto de la industria del tabaco ilustra el papel que Hollywood juega en la comercialización y la promoción del tabaco. En un documento, parte de archivos de Philip Morris relacionados con el 'National Smokers' Alliance' (Alianza -nacional de Fumadores) se destacan posibles miembros del comité consultivo (algunos candidatos incluyendo al portavoz); vea la página 1; página 2.

New York Times/Reuters
Viernes 5 de Enero de 2001
Por REUTERS LONDRES (Reuters)

Las estrellas de Hollywood que fuman en películas animan a los 'fans' jóvenes a hacer lo mismo, según un nuevo estudio de los E.E.U.U. publicado el viernes. A pesar de la normativa que prohíbe a las tabacaleras a que paguen a directores de cine para que aparezcan sus productos en las películas, no hay señales de que la práctica esté disminuyéndose, según la investigación publicada en la revista británica, The Lancet.

Los médicos dirigidos por James Sargent del centro médico de Dartmouth-Hitchcock en Lebanon, New Hampshire, estudiaron las 25 películas con más éxito en las taquillas en los E.E.U.U. entre los años 1988 a 1997 -- 250 películas en total. Encontraron que más del 85% de las películas incluyeron el uso del tabaco y que marcas específicas de tabaco aparecieron en el 28% de las películas.

¿Cómo dejo de dejar de fumar?

Había marcas de tabaco específicas que aparecieron en casi tantas películas dirigidas a audiencia adolescente como en películas dirigidas a adultos. Entre las películas apropiadas para jóvenes en las que apareció el uso de marcas específicas de tabaco los investigadores destacaron 'Caza fantasmas II', 'Solo en Casa' (Perdido en Nueva York), 'Honey I Shrunk the Kids', 'Policía de Guardería', 'Men in Black' (Hombres de Negro), 'El Profesor Chiflado' y 'El Volcán'.

Los investigadores también compararon las películas producidas antes de la prohibición voluntaria de 1989 en cuanto a la colocación pagada del producto por la industria del tabaco con las películas que se realizaron después. Conjuntamente, no había cambio en cuanto a la prevalencia de la aparición de marcas específicas de tabaco como resultado de la prohibición y había un 'aumento llamativo' en la promoción de marcas por parte de los actores en las películas.

Antes de la prohibición, estas promociones por parte de actores ocurrieron en el 1% de películas, mientras que después de la prohibición este porcentaje subió al 11%. El estudio sugirió que a pesar de la prohibición de la colocación pagada de productos, "puede que la industria del tabaco siga pagando directa o indirectamente para asegurar la colocación de sus marcas en las películas."

Cuatro marcas de tabaco estadounidenses representaron el 80% de las apariencias de uso de tabaco en las películas.

"La apariencia de marcas específicas de tabaco son comunes en las películas y su promoción por parte de actores se ve cada vez más," dice el estudio.

"Las marcas más anunciadas representan también las marcas que más aparecen en las películas, lo que sugiere una motivación publicitaria a esta práctica."

El artículo incluyó varias imágenes de películas en las que se pueden ver cómo los actores promocionan la marca Marlboro, incluyendo a Julia Roberts en 'La Boda de Mi Mejor Amiga'. Los activistas del control del tabaco se preocupan por el uso del tabaco en la pantalla por el efecto potencial que podría tener en los adolescentes para que empiecen y sigan fumando," comentaron los investigadores. Dijeron que los estudios habían demostrado "una asociación entre ver fumar en la pantalla al actor preferido del adolescente y su propio comportamiento en cuanto al fumar."

Referencia 7: Efectos secundarios de los fármacos utilizados para dejar de fumar.

Sintabac (Zyban bupropion)
Nunca tomes bupropion si estás tomando otra droga para tratar la depresión... Esto puede provocar reacciones graves y a veces mortales incluyendo:

- Fiebre alta
- Coma
- Convulsiones

... El bupropion en sí puede causar convulsiones. Nunca tomes bupropion si sufres cualquiera de las siguientes condiciones, ya que tendrás una mayor probabilidad de tener convulsiones con bupropion:

- Alguna enfermedad con convulsiones
- Algún problema con los hábitos alimenticios, por ejemplo, bulimia o anorexia nerviosa.

¿Cuáles son los riesgos?

- Pensamientos suicidas o acciones (ver advertencia de la FDA)
- Convulsiones: el bupropion puede causar convulsiones. También tendrás mayor riesgo de tener convulsiones con bupropion si tomas una mayor dosis, si has sufrido algún daño en la cabeza; si tienes algún tumor cerebral, alguna enfermedad hepática grave; si abusas del alcohol u otras drogas o si tomas ciertos medicamentos que interactúan con el bupropion. Deja de tomar bupropion si tienes convulsiones y no lo vuelvas a tomar.
- Posibles daños en el hígado.
- Reacciones alérgicas graves. Llama a tu médico en seguida si notas alguna irritación en la piel, urticaria, dolor en el pecho, hinchamiento o dificultad al respirar.
- Agitación, ansiedad y dificultad para conciliar el sueño.
- Problemas mentales incluyendo psicosis, confusión y alucinaciones.
- Manía: puede que te vuelvas hiperactivo, nervioso o eufórico.
- Cambios en el peso y apetito: más personas pierden más peso de lo que ganan mientras toman bupropion.
- Tensión arterial alta (hipertensión): aumenta el riesgo de subir la tensión arterial si además empleas parches o chicles de nicotina.

Otros efectos secundarios incluyen agitación, boca seca, dificultad para conciliar el sueño, dolores de cabeza o migraña, náuseas o vómitos, estreñimiento y temblores.

Asegúrate de comentar en detalle tus antecedentes médicos con el médico especialmente si has tenido alguna enfermedad de hígado, riñón o corazón.
Si estás embarazada o tienes la intención de quedarte embarazada, asegúrate de que lo sepa el médico o si estás dando el pecho o tienes intención de darlo.

Champix (Chantix) (Referencia: Pfizer, FDA, www.drugs.com)
Las náuseas son comunes en personas que toman vareniclina. Otros efectos secundarios menos comunes incluyen dolores de cabeza, dificultad para conciliar el sueño y sueños anormales. Otros efectos secundarios menos comunes mencionados por personas que han tomado vareniclina, comparado con las que tenían un placebo son: alteración del gusto, vómitos, dolores de estómago, flatulencia y estreñimiento. En 2008, Pfizer actualizó la información asociada con Champix, indicando que "algunos pacientes han manifestado cambios en el comportamiento, agitación, depresión y pensamientos o acciones suicidas."

En noviembre de 2007, la FDA anunció que había recibido informes post-venta que pacientes que empleaban Champix para dejar de fumar habían experimentado varios síntomas serios incluyendo pensamientos suicidas y a veces comportamiento suicida, comportamiento errático y sueño. El 1 de febrero, 2008 la FDA emitió una advertencia para clarificar los resultados, señalando que "parece cada vez más probable que exista una asociación entre Champix y síntomas neuropsiquiátricos serios."

El "Institute for Safe Medication Practices (ISP) (Instituto de la Práctica Segura de la Medicación) llevó a cabo un análisis de informes de efectos negativos recibidos por la FDA. Según este análisis, en el cuarto trimestre de 2007, se presentaron más informes de efectos secundarios serios de la vareniclina que de cualquier otro medicamento. Pensamientos y actos de suicidio, psicosis y hostilidad o agresión, incluyendo pensamientos de homicidio dominaban entre los efectos psiquiátricos. Informes múltiples sugirieron que la vareniclina puede estar también relacionada con la pérdida del control glicémico y aparición de diabetes, perturbaciones en el ritmo cardiaco, irritaciones de la piel, perturbaciones en la visión, convulsiones, espasmos musculares anormales y otras afecciones del sistema locomotor. El ISMP indicó que los informes no establecen causalidad, sino que sólo identifican causas potenciales y concluyó diciendo que se requiere más investigación y que es necesario que la FDA dé prioridad a una revisión de los datos.

El 4 de junio, 2009 la FDA de los Estados Unidos anunció que estaba evaluando la vareniclina por efectos secundarios potenciales adicionales, incluyendo angioedema, irritaciones serias de la piel, deterioro de la visión y daños accidentales.

Geoffrey Molloy

Para experiencias con Champix visita: http://quitchantix.com/chantix-blog/
Para más artículos y enlaces a estudios y noticias:
http://shyquit.com/pr/082506.html

Referencia 8: ¿Las advertencias en cuanto a los peligros asociados con fumar aumentan las ventas del tabaco?

Inhalar miedo, New York Times

Autor Martin Lindstrom
Publicado, Diciembre, 11, 2008
Sydney, Australia
http://www.nytimes.com/2008/12/12/opinion/12lindstrom.html

Hace diez años, como resultado del juicio civil más extenso de la historia estadounidense, se acordó pagar 246 mil millones de dólares a los 50 estados. Se ha utilizado parte para financiar medidas para prevenir el fumar. El porcentaje de adultos americanos que fuman ha bajado desde casi un 30% a algo por encima del 20%. Sin embargo, fumar sigue siendo la primera causa evitable de muerte en los Estados Unidos y el cuidado médico relacionado con fumar cuesta más de 167 mil millones de dólares al año.

Para reducir este gasto, la administración Obama debería abandonar una estrategia anti-tabaco que no está funcionando.

El componente clave de la estrategia de la Agencia Federal de Alimentos y Drogas (FDA) en cuanto a la prevención del fumar son advertencias sobre los peligros para la salud. Fumar causa cáncer de pulmón mortal, enfisema; fumar durante el embarazo puede causar defectos en el bebé. En comparación con advertencias diseminadas en otros países tales afirmaciones no son muy fuertes. Desde Canadá a Tailandia, Australia a Brasil, las advertencias en las cajetillas de tabaco incluyen imágenes gráficas de tumores cancerígenos y miembros gangrenosos resultando de la enfermedad vascular periférica, llagas abiertas y dentadura deteriorada causadas por cánceres de boca y garganta. En octubre, el Reino Unido se convirtió en el primer país europeo en requerir la inclusión de imágenes espantosas parecidas en las cajetillas.

Sin embargo, tales advertencias no funcionan. A nivel mundial las personas siguen inhalando 5,7 trillones de cigarrillos al año – una cifra que ni siquiera tiene en cuenta el tabaco libre de impuestos o el que proviene del mercado negro. Según proyecciones del World Bank, se espera que el número de fumadores alcance 1,6 mil millones antes de 2025. Ahora estamos hablando de 1,3 mil millones de personas.

Un experimento que realicé en 2006 de imágenes cerebrales explica por qué las tácticas de susto han sido tan inútiles. Examiné la actividad cerebral de varias personas mientras reaccionaban a advertencias sobre cajetillas de tabaco, utilizando resonancia magnética funcional, una técnica de escaneo que puede demostrar cuánto oxígeno o glucosa emplea una zona particular del cerebro mientras funciona, permitiendo poder observar qué zonas del cerebro están activas en cualquier momento dado.

Examinamos a 32 personas (del Reino Unido, China, Alemania, Japón y los Estados Unidos), de las cuales algunas eran fumadores sociales y otras, fumadores de dos cajetillas al día. La mayoría de estas personas nos informaron que las advertencias en las cajetillas reducían su ansiedad por fumar un cigarrillo pero sus cerebros contaron una historia diferente.

Cada persona estaba tumbada en el escáner durante una hora mientras proyectábamos en una pantalla pequeña una serie de advertencias de cajetillas de tabaco de varios países – incluyendo tales afirmaciones como 'Fumar mata' y 'Fumar causa cánceres de pulmón mortales.' Descubrimos que las advertencias no provocaron ningún flujo de sangre a la amígdala, la parte del cerebro que registra 'alarma', ni a la parte del córtex normalmente implicada en el proceso de registrar 'desaprobación'.

Al contrario, les salió el tiro por la culata: las advertencias estimularon el 'núcleo accumbens', conocido a veces por el término 'punto de deseo' que se ilumina en el escáner de resonancia magnética, cada vez que una persona desea o añora algo – lo que sea, el alcohol, drogas o apostar dinero.

Se requiere más investigación pero nuestro estudio ha revelado una consecuencia no intencionada de las advertencias anti-tabaco. Parecen funcionar principalmente como una herramienta de marketing para conseguir que los fumadores sigan fumando.

Barack Obama ha dicho que ha estado utilizando chicles de nicotina para dejar de fumar. Su nueva administración puede ayudar a que las personas dejen de fumar, eliminando las tácticas de susto que sólo sirven para aumentar las ganas de fumar.

Martin Lindstrom es autor de 'Buyology: Truth and Lies About Why We Buy' (Compralogía: la Verdad y las Mentiras sobre el Porqué Compramos).

¿Las advertencias en las cajetillas de tabaco reducen el consumo? Efectos paradójicos entre adolescentes

Thomas N. Robinson, MD, MPH; Joel D. Killen, PhD
Arch Pediatr Adolesc Med 1997; 151(3):267-272
http://archpedi.ama-assn.org/cgi/content/abstract/151/3/267

Abstracto:
Objetivo: Examinar la asociación entre el conocimiento de las advertencias en las cajetillas por parte de adolescentes y su comportamiento en cuanto al fumar.
Diseño: 'Cohort analytic study'
Lugar: Cuatro institutos en el norte de California
Sujetos: 1747 jóvenes (edad media 14,9 años). Observaron a alumnos de 2 de los institutos (n=803) durante aproximadamente 3 meses.
Medidas principales: Se valoró el conocimiento de los participantes sobre las advertencias en las cajetillas como punto de partida. Luego se completaron datos sobre el comportamiento en cuanto al fumar por parte de los participantes al comienzo y al hacer un seguimiento.
Resultados: Un mayor conocimiento de las advertencias en las cajetillas de tabaco tuvo una asociación importante con fumar en cantidades mayores. Conocimiento de advertencias en anuncios de revistas o en vallas publicitarias

no influía en el grado de fumar de modo significativo. En el ejemplo longitudinal, un mayor conocimiento de advertencias en cajetillas de tabaco, fue asociado con un aumento en el consumo de tabaco...

Conclusiones: Una proporción importante de fumadores adolescentes ni ven, ni leen, ni se acuerdan de advertencias en las cajetillas de tabaco. Adicionalmente, el conocimiento de advertencias en cajetillas de tabaco y anuncios no está asociado con una reducción en el consumo. Las advertencias actuales son ineficaces entre adolescentes.

Las advertencias sobre cajetillas de tabaco pueden ser contraproducentes.

Nuevas advertencias empezarán a verse en cajetillas de tabaco y anuncios. Para algunos fumadores, las advertencias relacionadas con la muerte en realidad hacen más atractivos a los cigarrillos.

Estudio por: 'Journal of Experimental Social Psychology'

Enlace al estudio:
http://www.sciencedirect.com/scoemce/article/pii/S0022103109002285

Enlace al artículo:
http://www.miller-mccune.com/health/cigarette-warnings-counterproductive-3454/

Unas nuevas investigaciones sugieren que, para ciertos fumadores, las alusiones a la muerte pueden en realidad aumentar la probabilidad de que enciendan un cigarrillo.

Tal es la conclusión de un estudio publicado en el 'Journal of Experimental Social Psychology', que cuestiona la efectividad de campañas anti-tabaco, que hacen hincapié en amenazas mortales. Los investigadores, dirigidos por el psicólogo Jochim Hansen de la Universidad de Nueva York y la Universidad de Basel, sugieren que una campaña que disipa la creencia de que fumar haga parecer más moderno o atractivo al fumador, podría ser más efectiva en conseguir que al menos algunos fumadores dejen de fumar.

Hansen y sus compañeros examinaron las advertencias desde la perspectiva de la Teoría de la Gestión del Terror, que fue desarrollada durante los años 80 por los psicólogos Tom Pyszczynski, Jeff Greenberg y Sheldon Solomon. Esta teoría sostiene que hacernos conscientes de nuestra muerte, crea el potencial de sufrir ansiedad extrema, algo que podemos mantener alejado si reafirmamos nuestra fe en nuestros sistemas de creencias (que da a nuestras vidas un sentido de propósito) y si mantenemos un alto nivel de auto-estima.

Los investigadores afirman que para algunas personas fumar es una faceta de su auto-imagen y creen que el hábito les hace más 'sexys' o atractivos o que es un ejemplo orgulloso de su espíritu rebelde.

Para aquellos individuos, la teoría de la gestión del terror, sugiere que las advertencias que mencionan la muerte podrían ser contraproducentes. La amenaza de muerte podría resultar en el deseo de inflar la auto-estima – algo que para aquellos individuos podría significar un compromiso renovado al fumar.

Para poner este concepto a prueba, los investigadores estudiaron a 39 fumadores, entre 17 y 41 años. Los participantes rellenaron un cuestionario diseñado para medir hasta qué punto basan su auto-estima en el fumar. Luego se les enseño imágenes de una cajetilla de tabaco con un mensaje de advertencia.

La mitad vieron advertencias que mencionaban las consecuencias del fumar como amenaza de vida, como por ejemplo: 'Fumar causa cáncer de pulmón mortal'. La otra mitad vieron advertencias que no mencionaban la muerte, como por ejemplo 'Fumar te hace poco atractivo'.

Después de una espera de 15 minutos en la que los participantes respondieron a preguntas que no estaban relacionadas con fumar (para que los mensajes de advertencia saliesen de sus mentes conscientes), respondieron a una última serie de preguntas, incluyendo: '¿Disfrutas fumando?' '¿Hasta qué punto es importante fumar para ti?' y '¿Vas a fumar un cigarrillo nada más terminar?'

Los investigadores encontraron que, entre las personas que asociaban el fumar con la auto-estima, las advertencias que mencionaban la muerte resultaron en una actitud más positiva hacia el uso del tabaco. Concluyeron que los fumadores se aferraban a su hábito como 'una estrategia para protegerse contra temores existenciales provocados por los mensajes con advertencias que utilizaban amenazas de muerte'.

Por otro lado, para estas mismas personas, las advertencias que no utilizaban amenazas de muerte tenían un efecto 'apagador' sobre actitudes hacia el fumar. Las advertencias de que fumar nos hace menos atractivos 'podrían parecer amenazantes para personas que creen lo contrario,' dicen.

Los investigadores admiten que es imposible saber qué porcentaje de fumadores relacionan su auto-estima a este hábito que les afecta la salud. Por tanto, en cuanto a la población en general "es difícil predecir cuál sería más efectiva – una advertencia que utiliza amenaza de muerte o un mensaje que no utiliza amenaza de muerte," escriben.

"Sin embargo, se podría uno especular que cierta parte de la población en base a su auto-estima en el fumar en mayor grado que otros – por ejemplo, fumadores jóvenes que quieren impresionar a sus amigos," añaden. "Si resulta que es así, una consecuencia de nuestras conclusiones sería tener que advertir a la población de las consecuencias dañinas del fumar sin recurrir a mencionar la muerte."

De manera que esas advertencias sin filtro que están a punto de llegar pueden ser contraproducentes en el grupo al que el gobierno está intentando llegar – los fumadores jóvenes. Igual que investigaciones previas sobre el 'Montana Meth Project', el estudio nos recuerda que amenazas de muerte capturarán la atención de las personas, pero cómo afectan el comportamiento, es una cuestión mucho más complicada.

Otros títulos:

Es fácil vivir sin alcohol... ¡si sabes cómo! – Geoffrey Molloy

Comentarios de personas acerca del programa Es fácil vivir sin alcohol... ¡si sabes cómo!

Hola a todos, he estado en las charlas de Geoffrey y me he encontrado super bien. Llevo cinco días sin beber y me siento fenomenal. He hablado con él y me dice que soy valiente por haber decidido dejarlo. Creo que me ha venido bien todo lo que estuvimos hablando durante seis horas en su consulta y también creo que hay mucha gente en mi entorno a la que le vendría bien hacer esta terapia. Solo hay que reconocer el problema y saber afrontarlo. Mis familiares y compañeros me apoyan en todo lo que estoy haciendo y creo que lo estoy consiguiendo pero el camino es largo y también creo que necesito de la ayuda de Geoffrey para terminar de salir de esto. Mi decisión ha sido firme y tajante y creo que con su ayuda puedo salir de todo. Necesito hablar con él cuando tengo alguna bajada, pero creo que lo voy a conseguir. Sigue mi consejo y habla con él cuando tengas alguna duda. Es imprescindible contar con apoyo cuando tienes alguna duda sobre el tema. Besos para todos. **Teresa Ruiz Ortega.**

Hola Geoffrey. ¿Sabes qué ?Que lo más importante de esto es que el tiempo que llevo sin beber me da igual, no lo cuento solo cuento lo que estoy disfrutando ahora de la vida... y valoro mucho más todo... es increíble el tiempo que he destruido haciendo lo que hacía... cada día que pasa me doy más cuenta pero como es algo que no volveré a hacer nunca no le doy importancia, entendí perfectamente el problema y sé que hay gente que no lo tiene ni lo tendrá, lo importante es saber que los que lo hemos tenido y no lo tenemos tengamos muy claro que no existe la opción de beber un poco, no se puede desaprender a andar en bici..jajaj y no hace falta estoy muy contento de haberte llamado ese día y doy gracias a dios por haberme hecho darme cuenta y tomar la decisión ,es lo más importante que he hecho en mi vida y ¿sabes qué? que es curioso lo más importante es dejar de hacer algo que te hace mal. Es ridículo. Ah baje 11 kilos y estoy corriendo 15 km diarios... La empresa va genial (si hubiera seguido hubiera cerrado te lo aseguro… Todo es positivo en esto) y estaba tan cerca... **German.**

06/11/2009 Hola Geoffrey. Te escribo para informarte que todo está bien, sigo sin beber y estoy muy contenta porque no sólo he estado en situaciones algo estresantes sino que no creía que fuera a ser tan fuerte la presión social y de amigos: " Tú estás loca" "entras en el grupo de los aburridos que no beben" etc. etc. pero mi decisión me ha hecho fuerte y me siento muy segura en otros aspectos de mi vida al ser capaz de afrontar estas presiones con una sonrisa en los labios. También quería decirte que me levanto por las mañanas con dolor de cabeza y quería saber si esto es normal y si sabes más o menos cuanto dura, no porque me agobie sino por información. Gracias de nuevo. Un abrazo, **Concha.**

10/03/2010 ¡¡¡Geoffrey es mi salvador!!! Yo bebía vino tinto todos los días desde mi juventud (hace 35 años más o menos). Pensaba que no podría vivir sin mi ritual de copitas antes de cada cena y, los fines de semana, en cada comida también. Creía que esto hacía parte de mí y que me moriría con una copa en la mano.... Pero, a la vez, me sentía muy culpable de esta necesidad absurda y mi salud no era tan buena como antes. En realidad, sufría mucho de no poder dejar el vino. Un día, un amigo me habló de Geoffrey y mi destino cambió del todo: en una sesión de más de 6 horas, tomé la decisión de no beber nunca más... Y así fue. Llevo tres meses sin beber y lo mejor de todo, sin sufrir desde el primer momento, sin tener ningunas ganas de vino. Me encuentro por fin libre de esta horrible adicción gracias al excelente trabajo de Geoffrey. GRACIAS mil veces.

Creo, que cuando yo empecé a beber, pensaba al igual que casi todo el mundo piensa, que beber alcohol era normal y que era totalmente controlable. ¡No tenía ni idea del pozo al que iría cayendo poco a poco! Empecé como casi todo el mundo, el fin de semana cuándo salía por la noche, que era de ciento a viento. Posteriormente, empecé a beber vinillos por las tardes del fin de semana, ya que era lo más barato (entonces costaba el clarete 10pts) y no me alcanzaba la paga para cubrir mucho más. Recuerdo que llego un día que estaba estudiando un examen para la carrera, estaba cansada, nerviosa y con bastante ansiedad; de repente me vino a la cabeza la idea de una cervecita, nunca había bebido en casa salvo celebraciones, y menos en mitad de horas de estudio. Abrí el frigo y me la tomé. No me vio nadie, pero noté que me quedé más relajada .Esto me sirvió para adquirir una conducta aprendida; situación de ansiedad- cerveza que relaja. Yo ya soy una persona bastante ansiosa de por sí y a esto se unió un cáncer bastante temprano de mi Madre y una relación sentimental terrible, que hundió mi autoestima en el subsuelo. Así que en muchas situaciones aun siendo bastante joven ya recurría a beber para aliviar toda mi tristeza (alivio que era volver a casa medio cao sin nada solucionado). Todavía en esta situación seguía pensando que entraba dentro de la normalidad. Por aquel entonces yo salía mucho con una amiga que bebía casi a la par que yo, aunque yo me tomaba 2 cervezas ó 2 copas mientras ella se tomaba una. Ya no me gustaba mucho quedar con amigas que no bebían, pues me sentía incómoda. También pensaba que la persona que no bebía era un poco sosa y siempre la animábamos a tomar algo. Llegó la época de las bodas de las amigas, de las cuales recuerdo el principio de todas, pero de casi ninguna el final. Y lo que es peor no me acuerdo de muchas cosas que pude decir o hacer, ya que no era yo laque controlaba mis actos sino el alcohol. Por fin me tocó el turno y me casé yo. Hoy tengo 2 hijos y 8 años de matrimonio estropeados en buena medida por el alcohol. Al principio de mi matrimonio, salíamos todos los días y muchos cenábamos fuera, creo que más por el beber que por el comer. Yo con 2 copas de más me volvía agresiva verbalmente y le increpaba a mi marido todo lo que me daba la gana. Así el respeto mutuo dejó de existir y nuestra convivencia no servía más que para hacernos daño. Tuvimos la primera hija, cuando todavía la pareja no estaba tan deteriorada y la segunda vino por no tener una hija única. Recuerdo que al enterarme que estaba embarazada, me fastidió pensar que no podría beber en los nueve meses más la lactancia, a pesar de que me hacía ilusión tener un segundo niño. Después de las niñas, mi adicción fue creciendo, me daba cuenta que estaba cansada, tenía menos paciencia, y pagaba mis muchos problemas enfadándome con ellas. Yo trabajaba y mientras tuviera que mantener la compostura no bebía, por lo menos demasiado. Hoy me doy cuenta, que yo noto el olor a alcohol en la gente, aunque tan sólo haya tomado una cerveza. Pero entonces, me autoexcusaba y pensaba que los demás, mientras no hubiera bebido mucho no lo notarían. Me gustaría saber la realidad; o quizá NO. Entonces me preguntaba también, por qué las niñas preferían a su padre, pese a estar conmigo casi todo el día. Hoy lo sé, de hecho las noto mucho más cercanas a mí ahora y si por lo que sea falto, me reciben con los brazos abiertos y un montón de achuchones. Una de las cosas que más me pesa de mi adicción al alcohol y que nunca voy a saber, ni a poder echar marcha atrás es, cómo les han podido influir mis reproches y si he causado en ellas inseguridad e incluso baja autoestima. Sea lo que sea, gracias a Dios, he salido de ese pozo y todo lo que esté en mis manos para enmendar mis espantosas actuaciones, cueste lo que me cueste, lo haré; ya que con la adicción al alcohol, además de muchos daños personales, creas múltiples daños colaterales. Ya era consciente de que tenía un problema muy serio, que interfería en todo en mi vida, pero no era capaz de recurrir al único sistema para dejar el alcohol que conocía, que era A.A. Me moría de vergüenza pensando que mi condición de lo que por entonces yo creía "alcohólica" se hiciera pública en mi entorno. Tuve la suerte de dar con este sistema, en el que te hacen ver la realidad del alcohol, que es una droga tan extendida que la mayoría de la gente no la ve como tal. Asistí a una charla y ¡Oh, sorpresa! , la gente que estaba allí, era NORMAL. Una médico, un dentista, una psicóloga... etc. y yo. Me sentí arropada y cómoda al poder contar mi experiencia y que se me entendiera y no se me viera como un bicho raro, sino como una persona que afortunadamente se había dado cuenta de que el alcohol estaba destrozando a ella y a los suyos la vida, y que quería poner fin a aquella adicción.

Necesité un refuerzo pues recaí al poco, quizá porque en el fondo seguía creyendo que si otros pueden controlar yo también y que por una sola cerveza no pasa nada, y me volví a poner en le cuerda floja y me volví a caer. Pero como mi confianza en Geoffrey y su método es plena, me puse de nuevo en sus manos, hasta que conseguí dejar de ver el alcohol como algo que me proporciona ALGO, porque la realidad es que todo lo que me ha proporcionado hasta ahora es un ASCO. Al dejar el alcohol se me abrió el cielo y además no me resultó difícil, ni tengo que estar evitando situaciones, ni nada parecido; es más estoy terminando de escribir esto tras una cena con amigas en la que me he reído como nunca, he dado rienda suelta a mi desparpajo y todo esto.......SIN ALCOHOL. Por eso puedo escribir, de otro forma estaría cayendo medio desmayada en la cama de cualquier manera. Al librarme de esta pesadilla; me di cuenta; aunque parezca cursi de lo bonita que es la vida: disfruto de cada instante y aprovecho el día desde que me levanto hasta que me acuesto. Disfruto si voy en bici con las niñas, porque tengo energía, no cómo antes que tenía que sacarla de dónde no había, ya que se la habían consumido las 3 cañitas de antes o las del día anterior. Disfruto del trabajo, no tengo que disimular con la interina, ni con la vecina, ni con mi marido (al que no he conseguido engañar nunca). Y no me tengo que sentir como una mierda, ya que aunque tuviera valores, todos estaban emborronados por MI AMIGO EL ALCOHOL.

Gracias Geoffrey, porque con tu ayuda me has devuelto la vida. En casa la relación con mi marido ha cambiado de parte a parte, no somos una pareja ejemplar pero vamos por mucho mejor camino. Ahora parecemos una familia y yo noto que mis hijas están sensiblemente mejor. Y sobre todo, he vuelto a valorarme y a quererme, porque estando más o menos bien conmigo, es la única manera en la que puedo estar bien con los demás. Sólo tengo una cosa que lamentar, y es no haberme dado cuenta antes. Gracias también Geoffrey, por haberme llamado valiente al atreverme a dar el paso que otros, aun pensando que deben, no lo dan. A la gente que está en la situación que yo estaba (que yo sé que es mucha), les animo a que saquen valor y lo enfrenten, nadie te va a señalar; y aunque lo hagan, no hagas ni caso porque se va a hacer de "día" para ti y los tuyos. Podemos volcar nuestra vida completamente en muchas personas o actividades que merezcan nuestra atención, pero no en esta droga tan extendida que no nos lleva más que a la autodestrucción. Escribo esto, porque es una pequeña muestra de todo lo que tengo que agradecer y no se me ocurre mejor manera. Un abrazo **Cristina**